癒しの心得

上野圭一×山本竜隆×おのころ心平

旬報社

はじめに　答えの半分は皮膚を超えた先にある

医学論争のひとつに細菌学者コッホと衛生学者ペッテンコーファーによるコレラ病因論争がある。19世紀中葉から20世紀初頭にかけて、ヨーロッパはコレラの大流行に見舞われていた。すでに炭疽菌、結核菌を発見していたコッホは、コレラ菌こそがコレラの唯一の病原因子であると主張、「細菌イコール病原体説」を主張していた。

その主張に真っ向から反対したのがペッテンコーファーだった。病因は細菌だけではなく、環境とくに土壌の汚染、人間側の信念など複合的な要因によるものだと主張した彼は、大胆な自己実験でコッホの説をくつがえそうと試みた。なんと彼は医学専門家の面前で多量のコレラ菌を飲んで見せ、必ずしも発症するものではないことを証明しようとしたのだ。

公開実験は綿密な計画に基づいて行われた。コレラ菌はあらかじめ論敵コッホが培養したものを用い、その量は発症にじゅうぶんだと考えられていた量よりはるかに多く、軍の一個支隊を壊滅させるに足る、10億個以上の生きた菌であることを確認させた。

それだけではない。実験に先立って、みずからの胃酸を中和するために重曹液を服用し、胃の殺菌作用による影響を除外するという念の入れようだった。

試飲した翌日、ペッテンコーファーには何の異常もあらわれなかった。翌々日から排毒作用としての下痢がはじまり、6日後まで水様便が続いたあと、8日目には正常に戻った。激しい脱水症状などコレラ特有の症状は見られず、結局、コレラには感染しなかったのだ。

この人体実験はもちろん誰がやっても成功するわけではなく、ペッテンコーファーの弟子は同じ実験を行って危篤状態に陥り、ようやく一命をとりとめたという。

さて、この有名な医学論争から、われわれは何が学べるだろうか？

学べることのひとつは、コレラ菌は確かにコレラの原因にはなりうるが、大量の菌に接触して発病しない人もいるという事実だ。この差を生んでいるものは何か？

宿主側の抵抗性（免疫能）の強弱にあるというのが一般的な説明だ。それはそうだが、それだけではない。宿主側の、菌に接触しても絶対に感染しないという強い信念なども忘れてはならない。衛生学者のペッテンコーファーは疫病蔓延の現場に何度も立ち会い、疫学調査をしながら、病原菌が必ずしも接触者全員を均等に発病させるわけではないことを知っていた。そして、その理由を突き止める努力をしてきた。

上水道、下水道の不足が環境汚染を招き、それが病気の土壌になっていることをいち早く当局に進言し、公衆衛生を説いてコレラ根絶に成功したその成果が、あの無謀とも思われる自己実験につながっているとも思われる。彼はリアリストであり、信念の人だったのだ。

学べることのもうひとつは、当時の医学界がこの論争の明白な結果を率直に受け入れず、発病しなかった理由を深く検証することもなく歴史の闇に葬ってしまった結果、西洋医学が大きな飛躍を遂げるチャンスを失ったということだ。

医学の父といわれたヒポクラテス以来、西洋医学もインド医学、中国医学、アラビア医学などと同じく自然治癒力を重んじ、天体の動向、日光、空気、水、食物、人間関係など、患者を取り巻く環境の動向を重視してきた。そのホリスティックな思想から還元主義的・機械論的な思想に変容しはじめたときに、西洋医学は変容した。思想家フーコーはその変容に着目し、〝臨床医学は医師のまなざしがもっぱら患者の皮膚の内側だけに注がれはじめたときに誕生した〟と説いている。病気を患者の皮膚の内側に生じる厄介な出来事だと考え、皮膚の外側に広がる広大・深遠な世界との関係性に目を向けようとしないのが西洋医学独自の思想となったのだ。

世界初の統合医療教育をはじめたアリゾナ大学教授アンドルー・ワイルのもとで学んだ最初の日本人医師、山本竜隆。市民の立場から自然治癒力の復権をめざす広汎な運動を展開しているゲリラカウンセラー、おのころ心平。ワイルの著書のほとんどを翻訳し、医師で衛生学者の藤波襄二先生を初代会長とする日本ホリスティック医学協会の顧問役をつとめる上野圭一。この3人が富士山麓の森を流れる清流のほとりに集まり、自然と人間の健康復活をめぐって語り合ったのが本書である。

上野圭一

［もくじ］

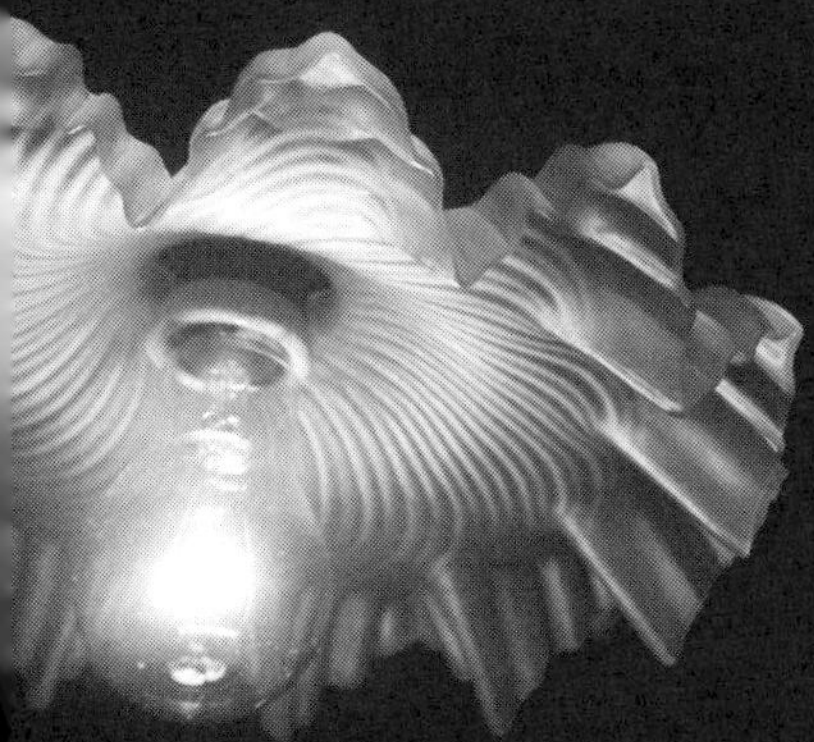

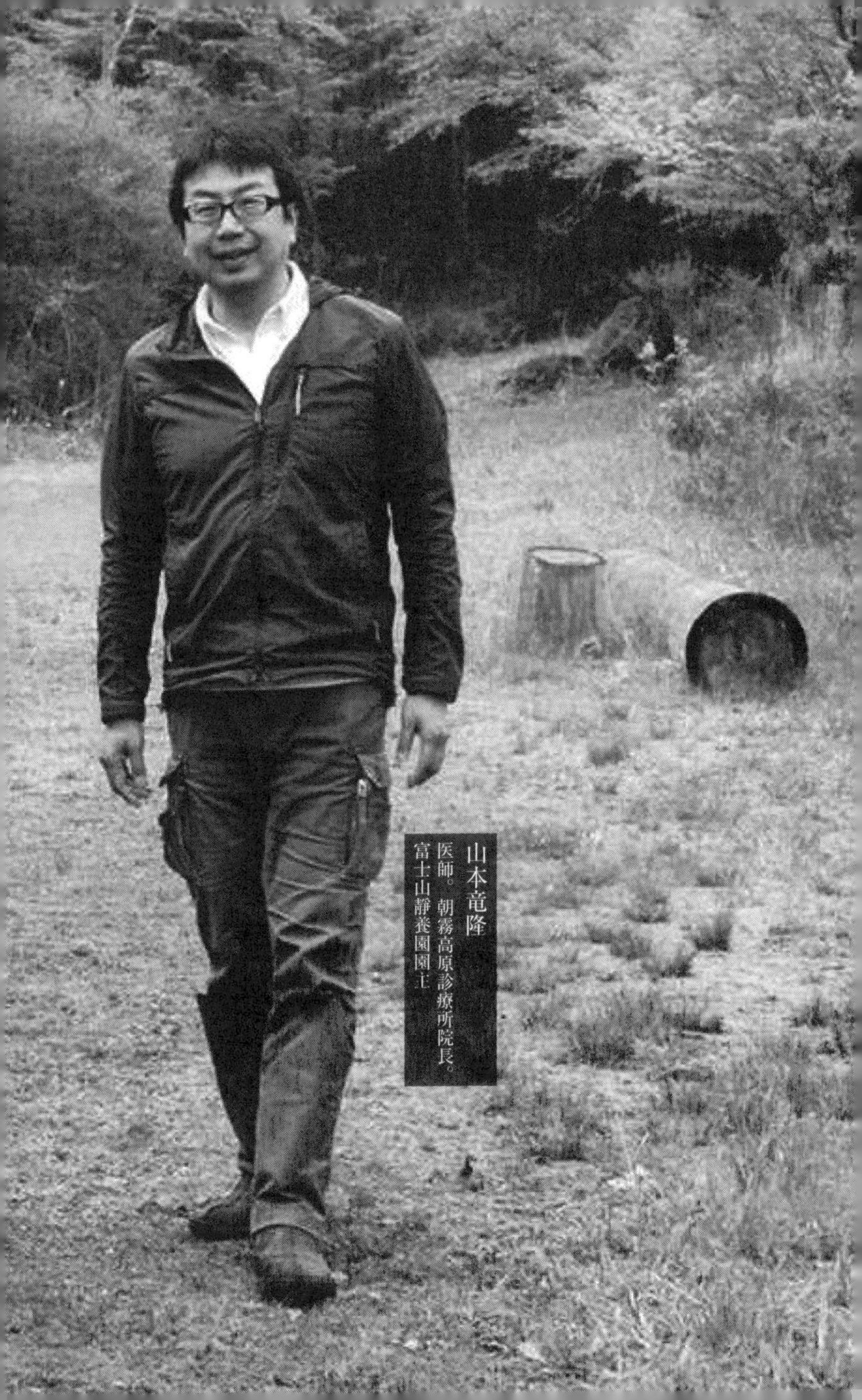

山本竜隆
医師。朝霧高原診療所院長。
富士山静養園園主

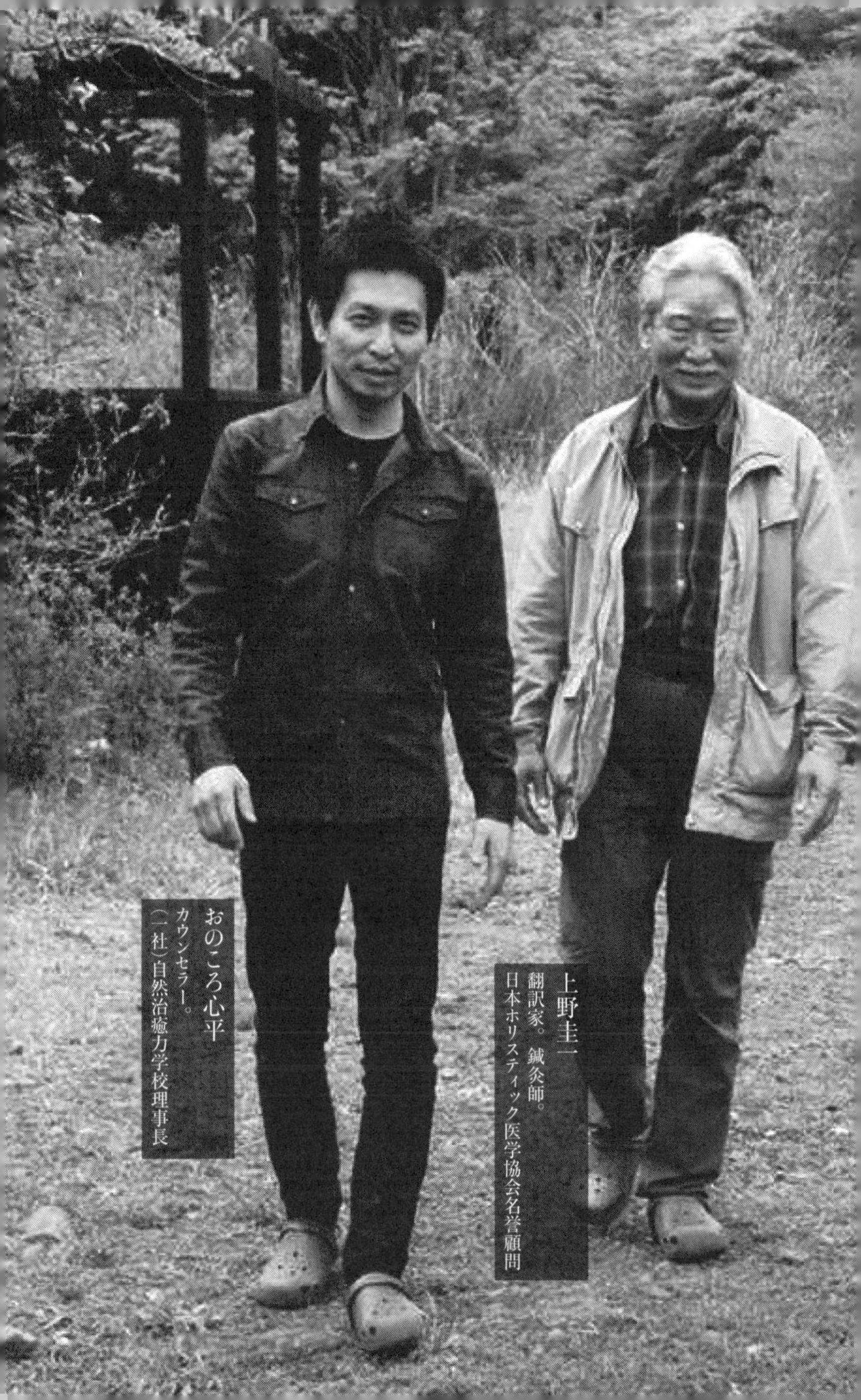

上野圭一
翻訳家。鍼灸師。
日本ホリスティック医学協会名誉顧問

おのころ心平
カウンセラー。
(一社)自然治癒力学校理事長

下医は病を治し、
中医は人を治し、
上医は社会を治す

——『小品方』(中国5世紀の医方書)

治療が成功する三大要素

一番目は、患者の信仰
二番目は、医師の信仰
三番目は、患者と医師の間のカルマ

——ダライ・ラマ14世

治癒のための三大条件

一番目は、患者がその治療法の効果を信じていること
二番目は、治療家がその治療法の効果を信じていること
三番目は、患者と治療家が互いに信じ合っていること

——アンドルー・ワイル

コミュニティの温かさ、よい関係性、
そういうものがベースになる医療。
しかも人間関係だけじゃなくて、
自然との調和があれば、
すごく強いんじゃないかなと思うんですね。

――**山本竜隆**

カウンセリングって、タイミングが命。
同じ言葉を言っても、間合いがずれれば、
相手の心には響かない。
ヒーリングやセラピーの作用も同じです。
間合いを磨くという発想が、
日本流のセラピストの極意だと思います。

――**おのころ心平**

治癒というものは、
宇宙全体に普遍的に働く現象。
宇宙の偉大で巨大なエネルギーの営みが、
時間の単位は違うけれども、
われわれの心と体に同じように
起こっているんだという気づきが、
非常に大事じゃないかということです。

――**上野圭一**

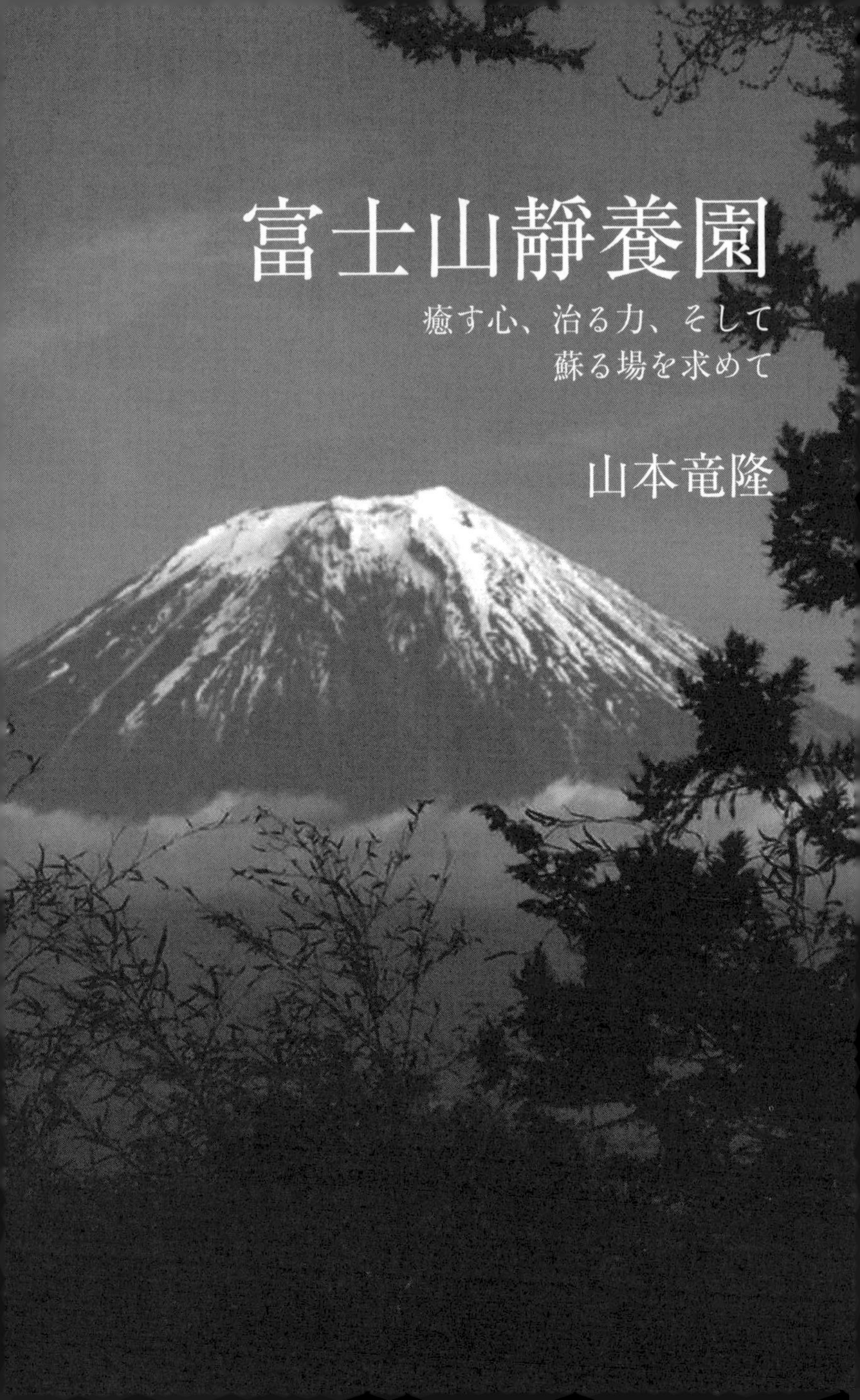

富士山靜養園

癒す心、治る力、そして
蘇る場を求めて

山本竜隆

古来、霊峰と呼ばれ、神が宿るとされてきた日本最高峰の富士山。その麓に広がる朝霧高原の一角に「富士山静養園」はあります。一帯は豊かな自然に恵まれ、お茶の産地であり、わさびの栽培もされ、養鱒発祥の地ともいわれています。

二万坪の敷地には自然林が繁り、岩肌からは湧き水が流れ出ています。そこに、母屋として使うために築２００年の古民家を移築しました。

池では鱒が泳ぎ、林にはカモシカやウサギが遊びに来ることも。朝は野鳥のさえずりで目を覚まします。私はまさに自然の宝庫であるこの地に、滞在型ウェル

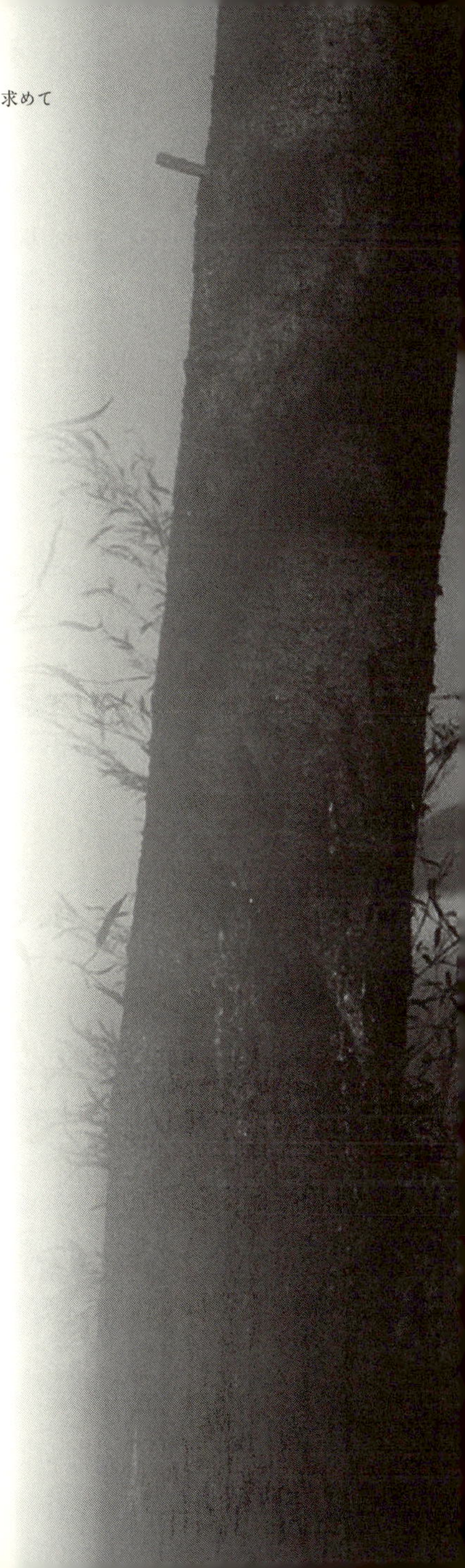

ネス施設である富士山靜養園を２０１３年４月に開園しました。

私は米国の統合医療の第一人者、アンドルー・ワイル先生が創設したアリゾナ大学医学部統合医療プログラム（ＰＩＭ）のアソシエイト・フェローとして、２０００年に日本人として初めて参加しました。

ワイル博士は『人はなぜ治るのか』『癒す心、治る力』という著書で日本でも知られていますが、こうしたワイル博士の著作を日本語に翻訳しているのが、今回の鼎談の出席者の一人である上野圭一さんです。鼎談でも語られていますが、私は上野さんに背中を押してもらって２年間のＰＩＭを修了しました。

修了後は、まず東京・四谷で統合医療ビレッジという統合医療を実践するクリニックを開設しました。そのクリニックには、従来の西洋医学からは見放されてしまった難病やがんの患者さんが全国から訪れました。しかし、東京という大都会のビルの一角で治療に当たり、私は少しずつその在り方に違和感を感じはじめました。その時、思い起こしたのが、かつてワイル先生からもらったアドバイスでした。

それは「君のやりたい医療のモデルはヨーロッパの田舎にあるよ。そういうも

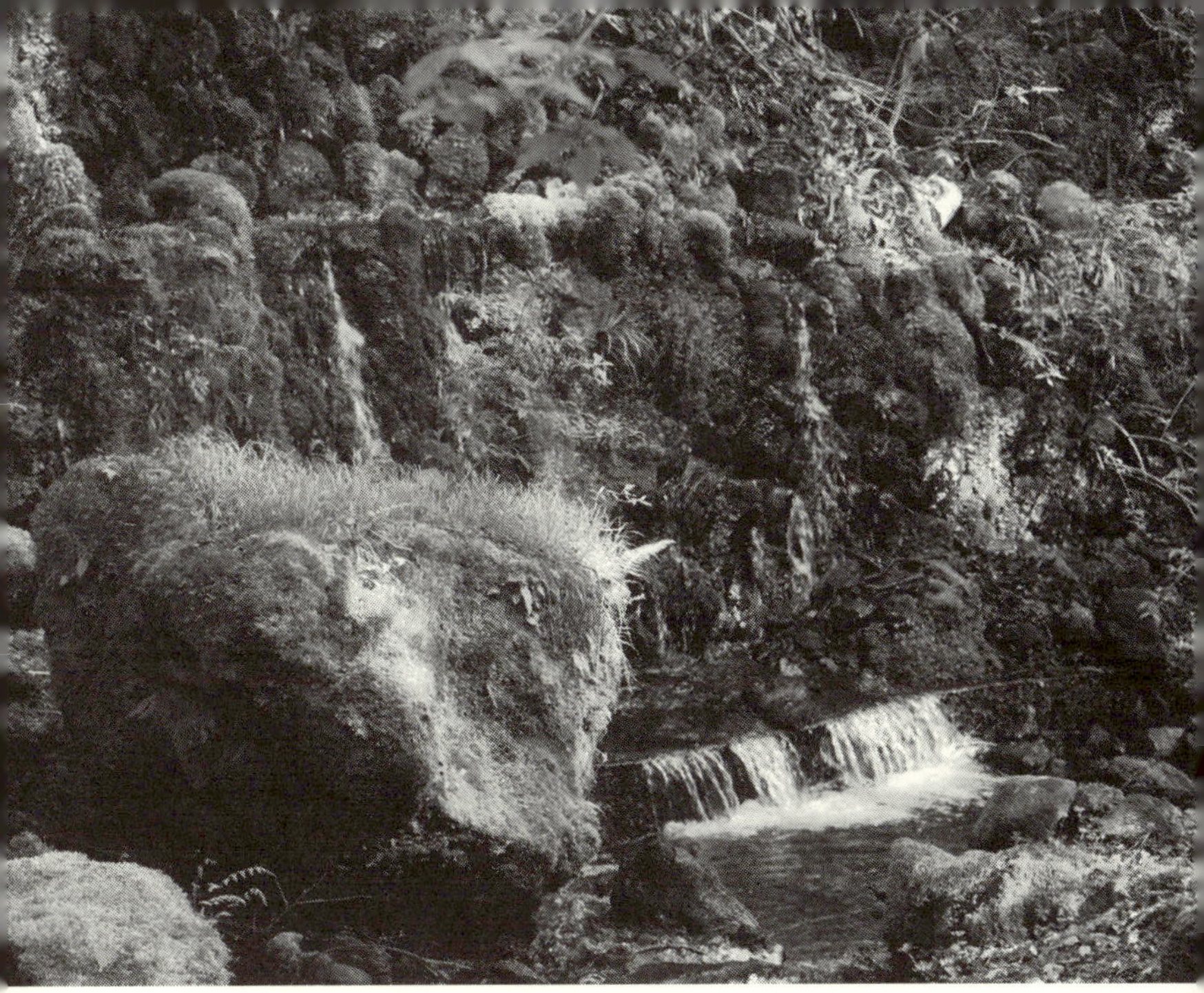

のを見てみたら」というものでした。

私は時間をつくってヨーロッパの田舎に出かけました。そこで目にしたものはまさに「目からウロコ」の連続でした。日本では都市部に医療機関が集中し、田舎の医療過疎の問題が生まれています。しかし、ヨーロッパでは田舎にこそ、地域性や健康支援をふまえた質の高い病院やクリニックが存在しているのです。私はもともと予防医療や地域医療といったものに関心がありました。それをワイル先生は知っていたので、「ヨーロッパを見なさい」とアドバイスしてくれたのです。

「下医は病を治し、中医は人を治し、上医は社会を治す」といいます。医師として病気を治すことはもちろん、自然環境や社会、生活全般をふまえた幅広い視点で医療をとらえて実践していくことが、私が求めていた統合医療の方向性だったのです。ヨーロッパの田舎では、まさにそういう医療が実践されていました。

例えば、ドイツの標高1800メートルの山の中腹にあるアルペンクリニック。そのクリニックは小児科で、ヨーロッパ各地から喘息の子どもの患者さんが集まってきます。ひとつにはアレルギーの原因になるアレルゲンが少ない。もうひとつは気候療法にふさわしい環境にあるからです。数床で開設した診療所が300床ぐらいの規模まで拡大し、子どもたちを連れてくる親のための宿泊施設や院内小学校もできたりと、クリニックを中心とした町が生まれています。こうした医療は自然環境が豊かな田舎でこそ実現でき、こうしたクリニックがドイツやイタリアでは数多く存在しているのです。

ヨーロッパの自然環境を活かした郊外型医療施設では、治療や施設も内容というよりも、地域とのつながり、環境の活かし方、予防医療の在り方など、統合医療的な取り組みにこそ特長がありました。

こうした状況を目の当たりにして、私

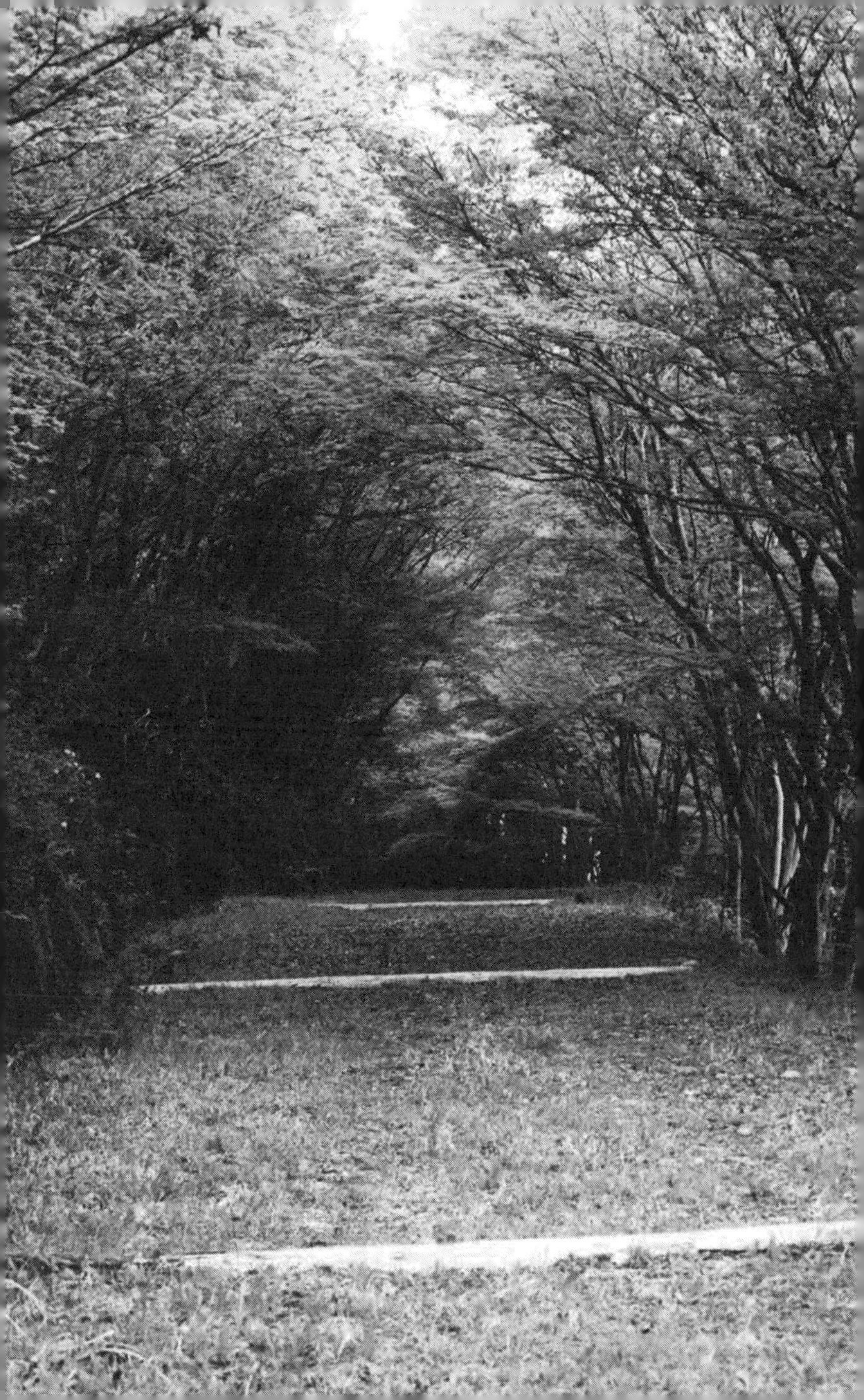

は日本の田舎に新しい医療の可能性を見出そうと考えました。豊かな自然を生かした滞在型医療と、過疎に悩む村落の地域医療の二つを両立できないだろうか。そう考えたのです。

日本は森林資源に恵まれ、温泉地も多く、河川があり、海にも囲まれています。ヨーロッパ的な郊外型医療施設の立地条件にまさに適した土地が日本の田舎には数多く存在しているのです。しかし、そのヨーロッパから見れば宝の山であるそうした土地が、逆に医療過疎地になってしまっているという現状。このパラドックスを解消したいという思いを強く持ちました。

目指す医療がはっきりした私は、さっそく場所探しをはじめました。都市部の患者さんが訪れやすいように、東京から車で2時間以内、気候療法の効果が期待できる標高300～1000メートルの地域、自然林があり水源に恵まれた8000坪以上の土地といった条件で福島県のいわき市や千葉県内、伊豆半島、富士山の周囲などを5年がかりで見てまわりました。その結果、出会ったのが朝霧高原の現在の場所でした。

この土地を2006年に購入したのですが、まずはじめたのは地域医療の足がかりをつくることでした。滞在型医療は施設があればはじめられるかもしれませ

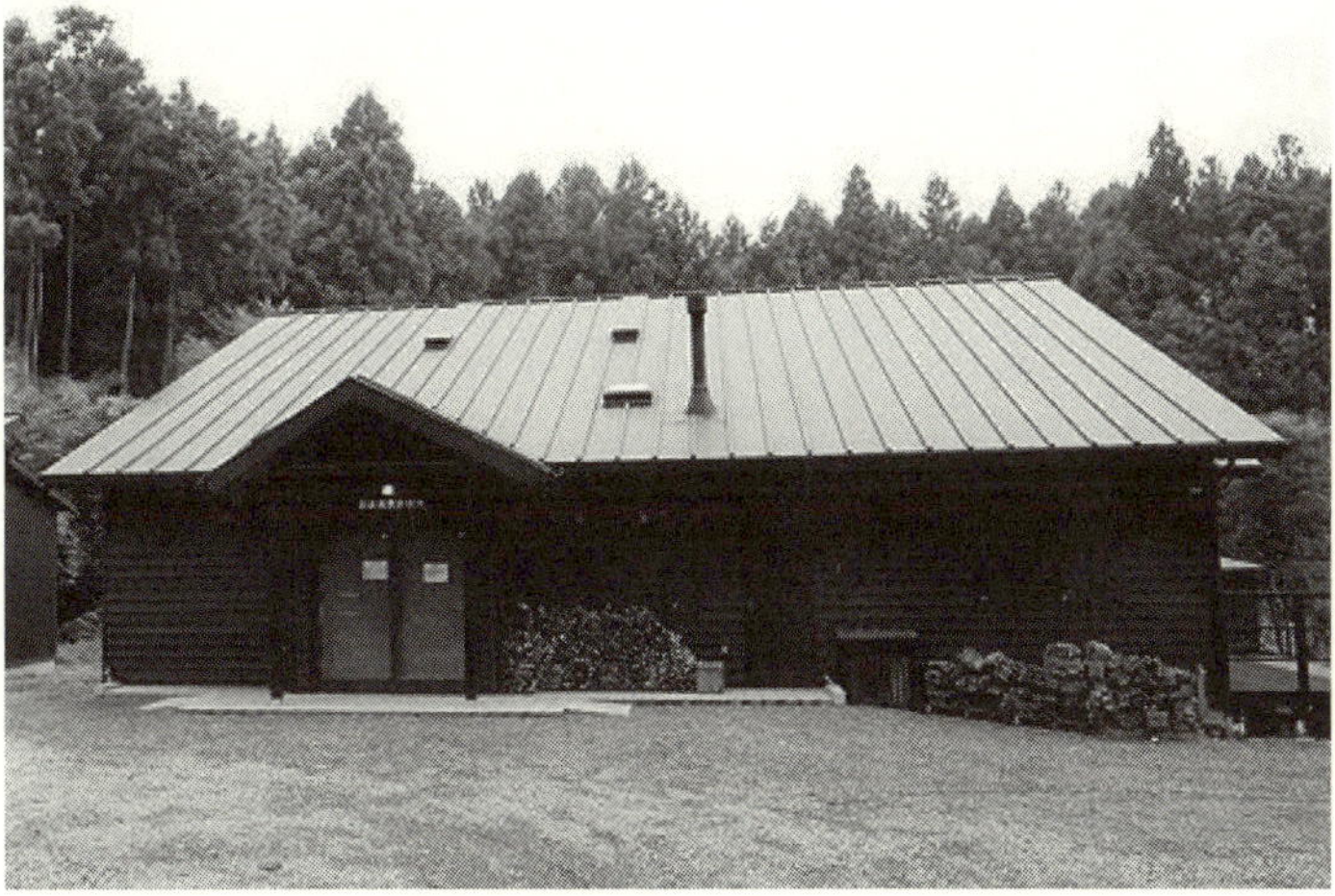
朝霧高原診療所

んが、地域に根ざした医療をしようとすれば時間がかかります。

開園の4年前の2009年に富士山静養園から2キロほど離れた場所に「朝霧高原診療所」を開院しました。その一帯には300世帯ほどの集落があります。しかし、半世紀にわたり無医村の状態でした。その300世帯のほかに周囲の集落を入れると1000世帯をカバーする診療所です。

1日の外来がせいぜい5人から10数人ぐらいだろうと思っていたのですが、いざ開院してみると午前中だけで30人近くが来てくれました。おかげさまで、今では地元の人たちに受け入れられ、診療所

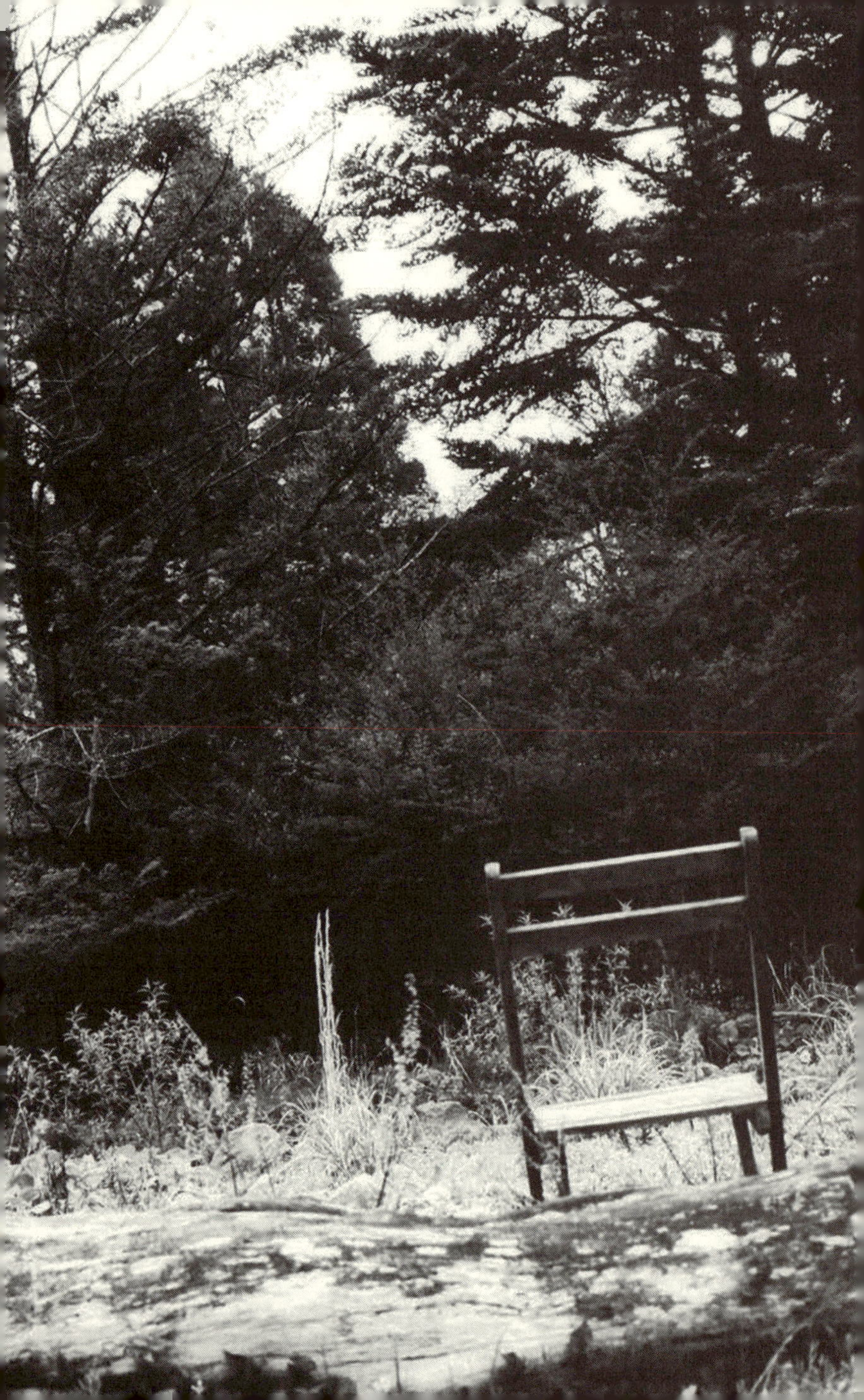

は地域医療の拠点の役割も果たしています。往診や在宅医療にも力を入れ、毎週火曜日には、巡回車で集落を回って患者さんたちのニーズに応えるようにしました。地元のお年寄りと語り合い、看取りの場にも立ち会わせていただき、地域とともにある医療の素晴らしさと手応えを感じています。

こうした活動を4年間続けて、自分や家族がこの土地になじんできたと感じるようになって、いよいよ富士山静養園を開園することにしました。当初の目的である地域医療と滞在型医療の両立に挑戦することにしたのです。もし朝霧高原診療所がないまま富士山静養園を開園していたら、行政や地域の方々は東京からやってきた医者が訳のわからないことを勝手にはじめたと感じたことでしょう。ですから富士山静養園は、朝霧高原診療所の地域医療の活動があってこそ成り立っているのです。

富士山静養園は、自然に対する畏敬の念を感じる場、英気を養う場として、これらに関するさまざまなプログラムを開催しています。四季や東洋医学における自然界の五行を体感できるように、年々少しずつですが施設・環境を整えています。

また、富士山静養園が〝静的〟な自然

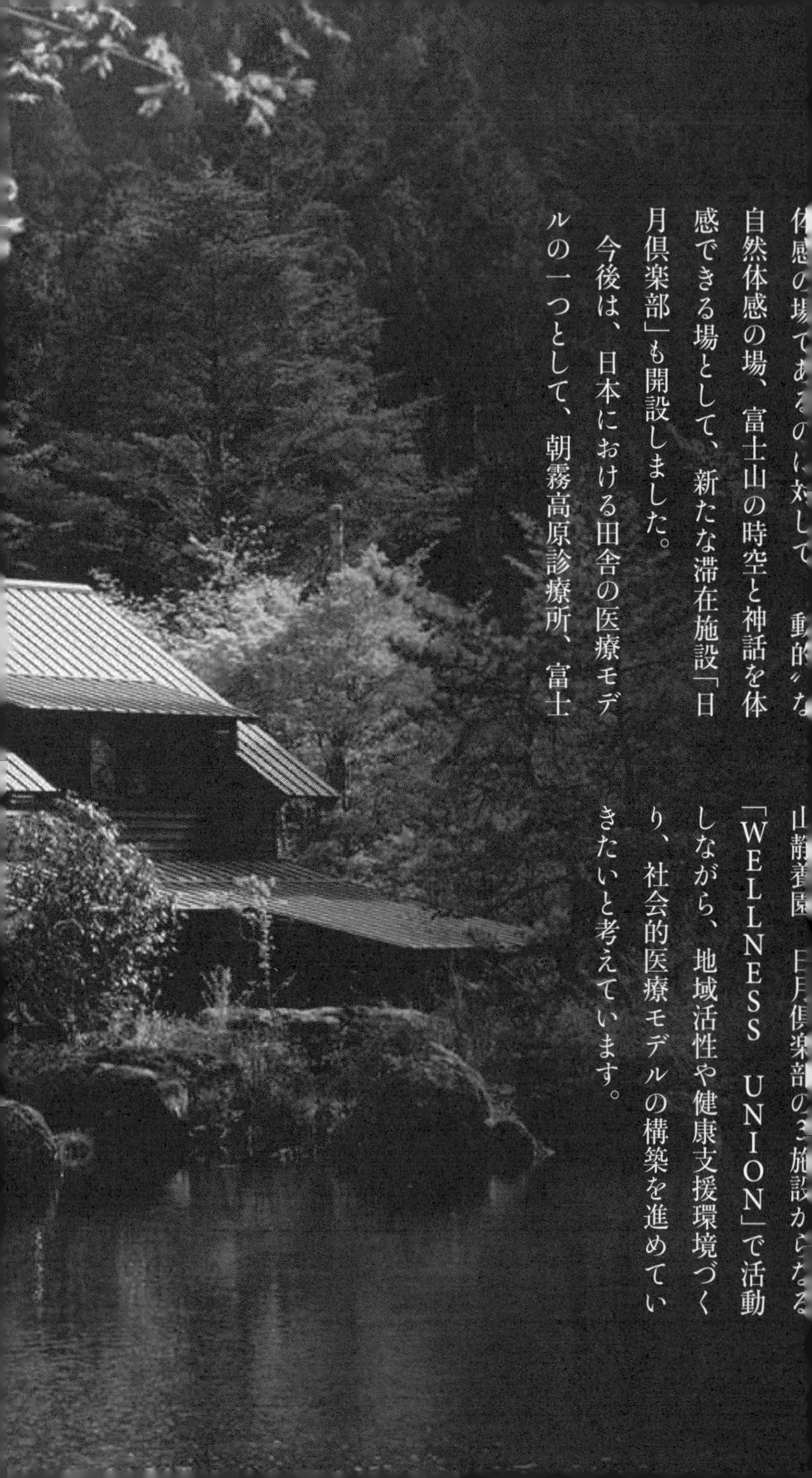

体感の場であるのに対して、〝動的〟な自然体感の場、富士山の時空と神話を体感できる場として、新たな滞在施設「日月倶楽部」も開設しました。

今後は、日本における田舎の医療モデルの一つとして、朝霧高原診療所、富士山静養園、日月倶楽部の三施設からなる「WELLNESS UNION」で活動しながら、地域活性や健康支援環境づくり、社会的医療モデルの構築を進めていきたいと考えています。

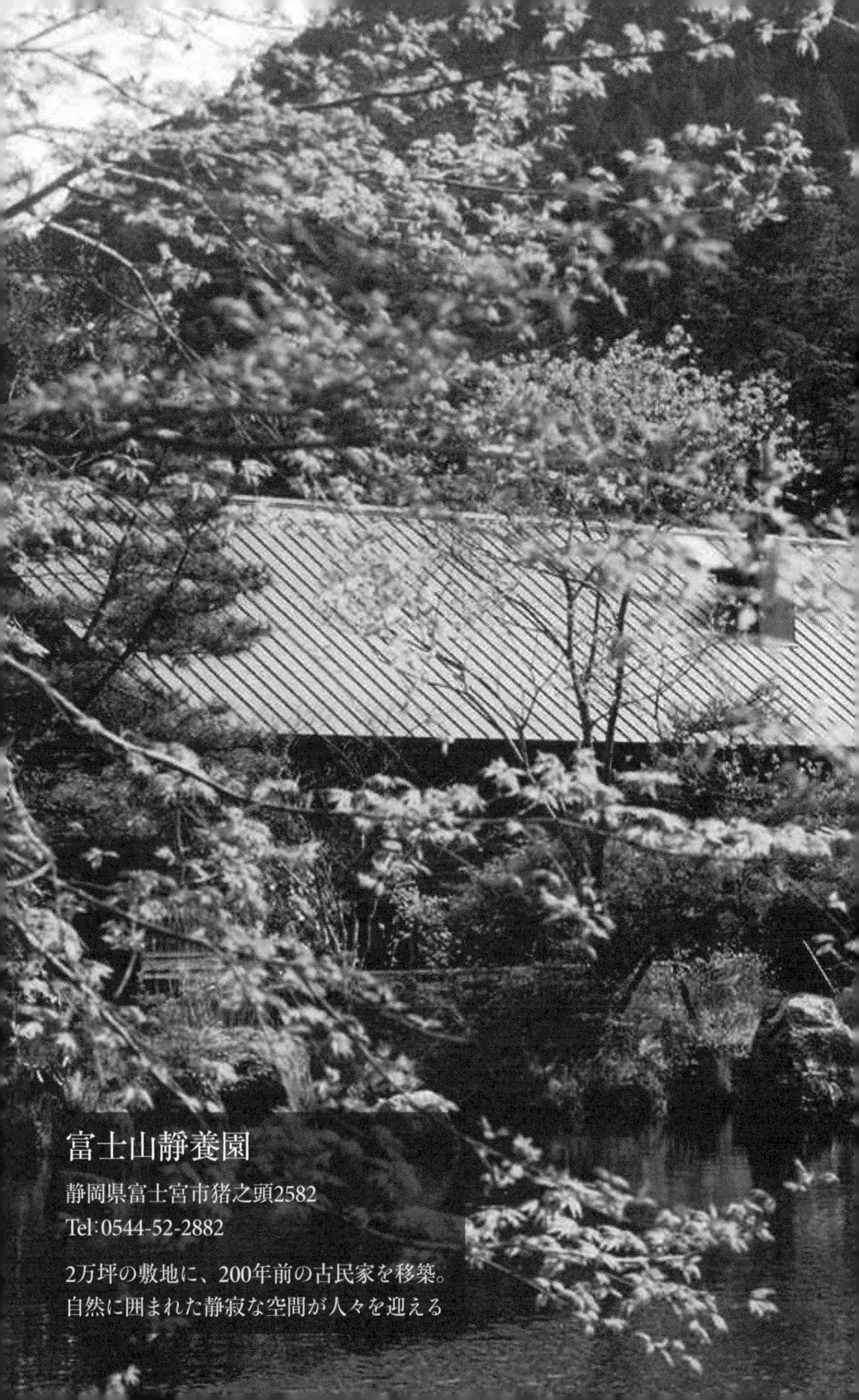

富士山静養園

静岡県富士宮市猪之頭2582
Tel:0544-52-2882

2万坪の敷地に、200年前の古民家を移築。
自然に囲まれた静寂な空間が人々を迎える

Session 1

富士山麓・朝霧高原の現場から

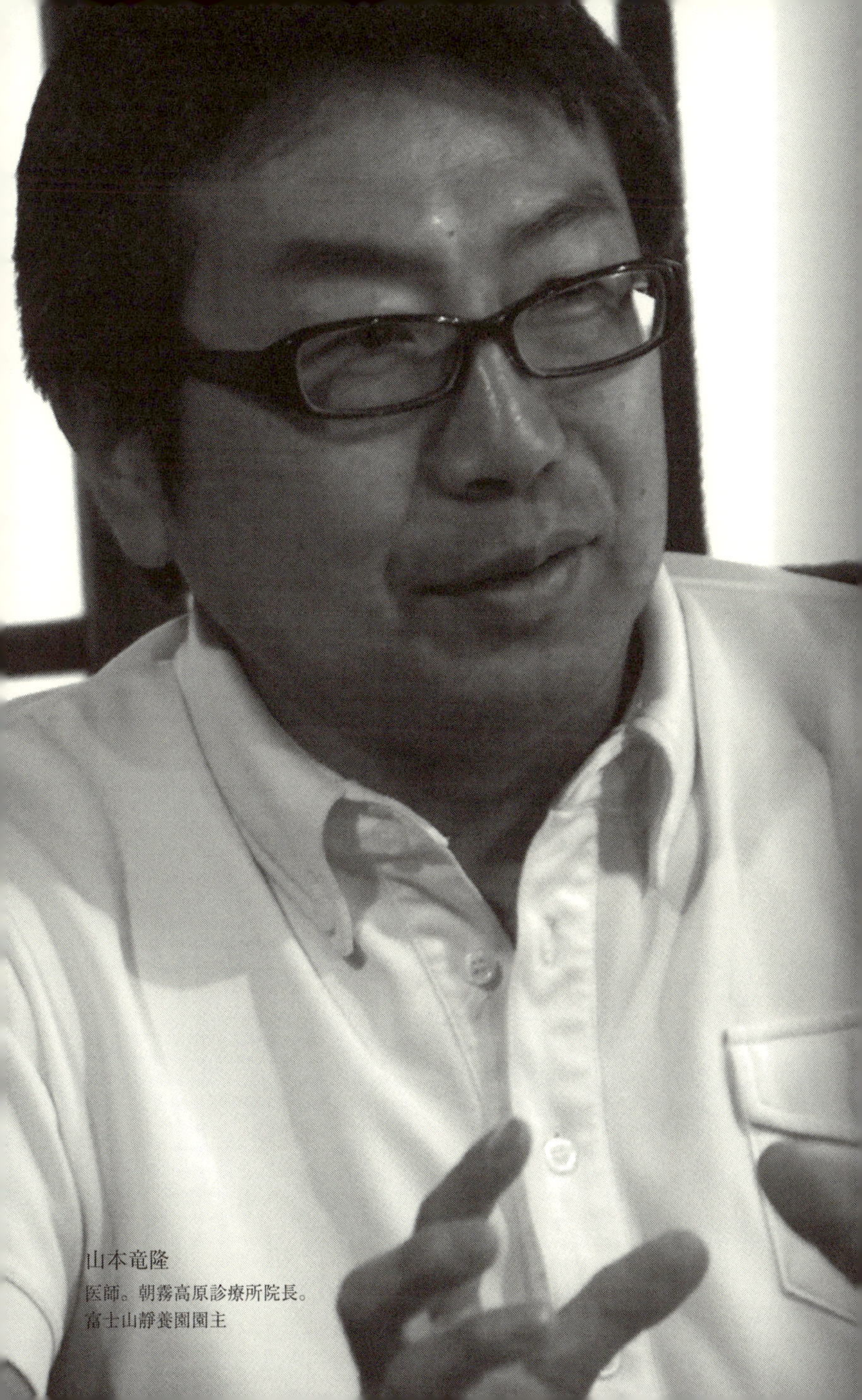

山本竜隆
医師。朝霧高原診療所院長。
富士山静養園園主

――まずはじめに、３人がどこでどうお知り合いになって関係をつくってこられたのか、そのあたりからお話を聞かせてもらえますか。

山本……そうですね。まず、私が上野先生のお名前を知ったのが最初でしょうか。私は、もともと西洋医学も大事だけれど東洋医学も一緒にやりたいという思いで医学部に進んだのですが、医学部に入ると、西洋医学ばかりでイメージと全然かけ離れていました。

医者になって数年後、手に取った本に『癒す心、治る力――自発的治癒とはなにか』（アンドルー・ワイル著　上野圭一訳　角川書店）があったんです。それを読んで、ほんとにびっくりして。日本は、東洋の文化があって西洋医学が発達しているわけだから、東洋と西洋を合わせるときには世界をリードしなければいけないなんて思っていたのに、すでにアメリカでは「統合医療」という言葉があり、プログラムもあるということがわかった。そして、その本の翻訳をされていて、統合医療の先駆者である**アンドルー・ワイル**[1]先生とも親しくされているのが上野圭一先生だと知ったわけです。もちろん、上野先生に最初から会えるなんてとても思っていなかったんですけれど、**日本ホリスティック医学協会**[2]のイベントとか、ワイル先生が来日するときなどに、ご挨拶する機会をいただいたという経緯です。

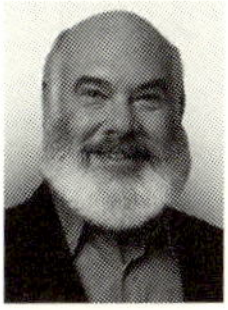

1　**アンドルー・ワイル**
1942年生まれ。医学博士。アリゾナ大学医学校教授。ハーバード大学医学校卒業後、国立精神衛生研究所、ハーバード大学植物博物館の研究員などをつとめ、世界各地の伝統医学を調査する。西洋医学に伝統・代替医療を取り入れることで人間が本来持つ自然治癒力を高める「統合医療」を提唱。

2　**日本ホリスティック医学協会**
人間を「体・心・気・霊性」の有機的統合体としてとらえ、さらには社会環境や自然環境まで含めた全体論的（ホリスティック）な健康観に立脚した「ホリスティック医学」の啓蒙普及を目指す。初代会長藤波襄二（東京医科大学名誉教授）。自然治癒力を癒しの原点におき、西洋医学だけでなく適切な補完・代替療法を用いて治療をおこなう。

一方で、私がアリゾナ大医学部のアソシエート・フェローという、インターネットを使いながら、レジデンタルウィークでアリゾナに行く統合医療プログラムに参加しているころ、おのころさんが、訪ねてこられたんですね。

おのころ……そうでしたね。

山本……それで、「こういう分野にすごく興味があって、今後大事になっていくと思う」と言ってもらって、それがはじまりです。

おのころ……最初に山本先生にお会いしたのは、2002年だったと思います。だから、かれこれ、もう16年ぐらいですか。

上野……僕が（山本）竜隆さんに最初に会ったのはいつでしたっけ。アリゾナに行く前ですよね。

山本……そうです。ワイル先生の本を読んで、先生がいるアリゾナ大に行きたいなと思ったんですが、どうやって行っていいのかわからない。世界で4人しか募集していない統合医療プログラムのフェローがあって、非常に敷居が高かったんです。受験をしましたが落ちてしまって。その後、2000年からアソシエート・フェローがはじまることになり、アリゾナ大学から「やる気があるのなら、もう1回受験してみろ」と言

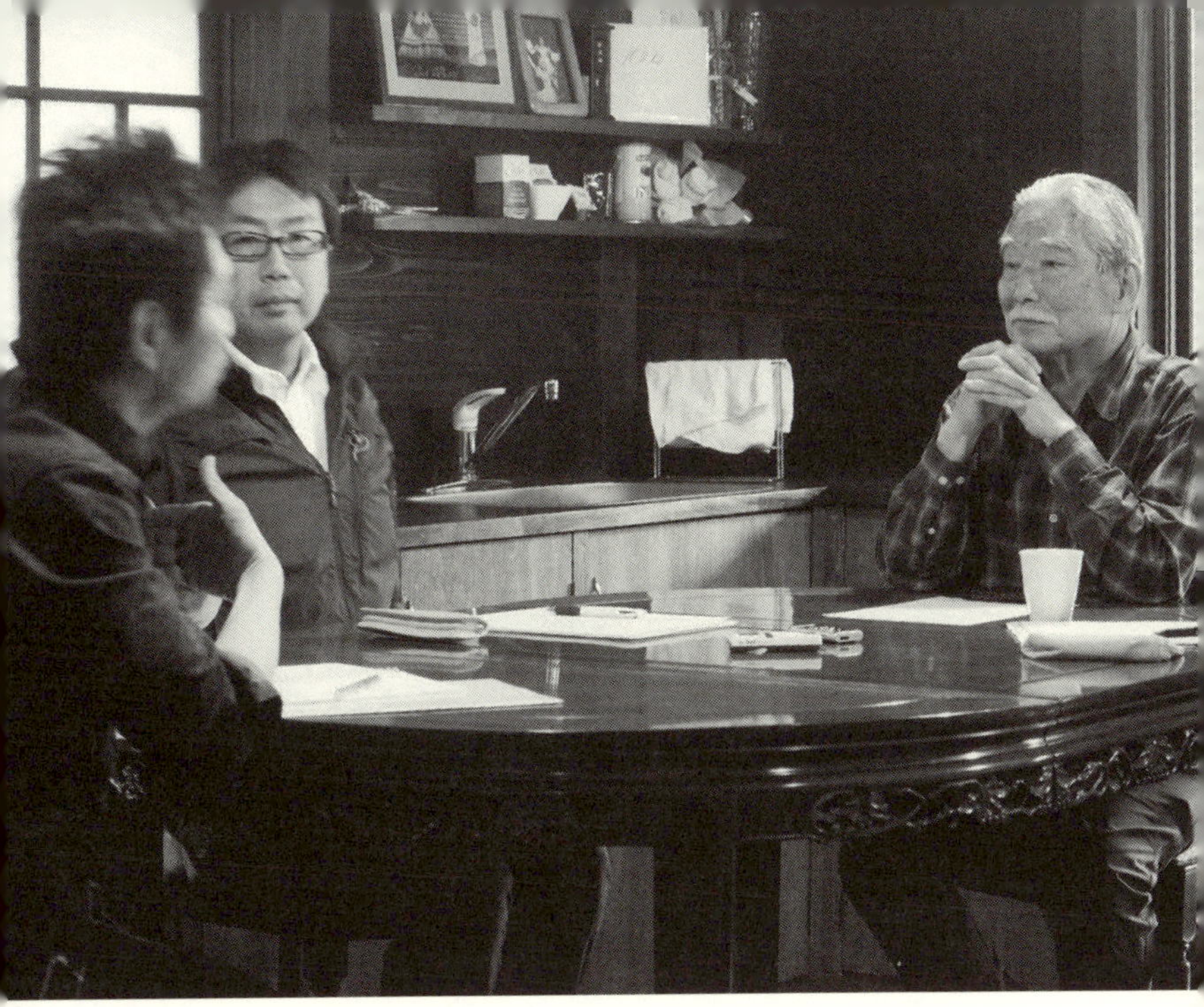

われて、それで再受験をして入れていただいたんです。

上野……竜隆さんが来られて「アリゾナに行きたい」とおっしゃったので、非常にうれしく思ったことを覚えています。まず、そういう日本人のドクターが現れたっていうことがね。それまで誰一人そういう声をかけてくれなかったから。それで、「ぜひ行ってほしい」「頑張ってほしい」と言ったんだけども、何かいまいち「行きたいんだけど……」みたいな感じではっきりしない。「何かあるんですか」と聞いたら「英語がちょっと自信がない」と言われたので、「それは必ず解決するから心配いらない。お医者さんになるぐらいの英語力があれば、向こうに行ったらすぐにできるようになる。それだけのことだから、英語の心配は今日限りでやめてくれ」と言った覚えがあります。

山本……はい、覚えています。もう、受験のときから英語は苦手だったので。まして、東洋医学をやっていきたいので英語はあまり必要ないんじゃないかぐらいに思っていたのが、急に必要性を帯びてきたという状況がありました。でももうはじまったらやらざるを得ない。1週間に1冊、英語の本を読まないとディスカッションに参加できないわけですから、ほんとにもう気が狂うぐらいの感じで、そのときはやっていましたね。

それでも、もちろんネイティブの人にはとてもかなわない。表現がとても細かいし、聖書の引用で何か言われたりすると、全然わからなくなってしまう。でも、同級生は40人だったんですけれども、38人がアメリカ人で、1人がプエルトリコ人で、ほぼネイティブじゃないのは私だけだったものですから、そのへんはみんなサポートしてくれて、何とか2年間のプログラムを修了できた感じです。

●アリゾナプログラム

上野……僕が今回、最初にぜひ聞いておきたかったのが、そのアリゾナプログラム（アソシエート・フェロー）のこと。アリゾナで、アンドルー・ワイルのもとで、どういう勉強をされてきたのか、その内容が知りたいですね。竜隆さんはアリゾナプログラムに参加した日本人第1号ですが、あとに続く方がどういうことをされているのかも。

山本……はい。まず、私がアリゾナのプログラムに参加していたのが2000年から2002年です。今、私を含めて10数名の日本人の卒業生がいます。私が参加していたときと今とでは、プログラムの内容がずいぶん変わってきていると聞いています。私の頃は、いろいろな代替療法をいっぺんに学ぶというようなことではなく、医療をどう考えるのか、一人で全ての専門家にはなれないからどのようにチームをつくるのかなど、いわゆる知識受容型ではなくて、問題解決型の実学的な内容でした。

いろいろなカリキュラムがあった中で、当初、僕がびっくりしたのが、哲学を勉強させるってことですね。日本の医学部では哲学を全く勉強してなかった。哲学と医学部の接点もわかってなかったのですが、いろいろな価値観や文化の上に医療があることを考えると、哲学なくして医療はできないわけです。そういう医療のベースに哲学があると知ったことはとても大きかったなと思います。

それから、当たり前ですが、患者さんとの関係性を重んじる。それまでの医学部ではそういう講義は何もなかったですから。

だから、華々しい内容というよりは、とてもオーソドックスなものなのですが、大事なことは何かという、医療の中での優先順位を明確に教えてもらったような気がします。

上野……地域に根差すという部分はあったんですか？

山本……ありました。これはワイル先生から直接言われましたけど、今勉強しているのは、アメリカのアリゾナ州をベースにしたものであって、文化も医療制度も法制度も全て違う日本では、日本の地域に根差したかたちにリニューアルしていかなきゃいけない。だから、それは、それぞれが現場に戻って、そこからがスタートなんだということです。2年間のプログラムが統合医療の診療としてすぐに役立つわけではなくて、物の考え方のベースになっていくということですね。

上野……地域風土に根差すというのは、単にアリゾナと日本の違いという大きな枠組みだけでなく、日本の中でもかなり違いますよね。

山本……そうですね。

上野……風土が違うわけですから。僕はアリゾナプログラムの卒業生を「ワイルチルドレン」と勝手に呼ばせてもらっているんだけど、みんな日本のいろんな土地にうまく散らばっていますね。やっていることも、みんなそれぞれ違う。

山本……違いますね。

上野……そこは非常に面白い。

山本……そうですね。2期生である服部かおる先生は、神戸のご自身のネットワークの中で医療をやってらっしゃいますし、3期生の小池弘人先生先生はジャングルカンファレンスという、さまざまな専門分野の人が集まってカンファレンスをする活動をしてます。鍼灸師や柔道整復師の方々との共通カルテをつくっている織田聡先生もいらっしゃいます。さまざまなアプローチがありますね。

上野……ワイルは「自分がやっているものは多様なモデルの中の一つにすぎない」というようなことを言っていますね。今、卒業生って世界中にどれぐらいいるんですか？

山本……毎年だいたい50〜60人募集しているので、けっこうな数になりますね。

上野……そういう人たちが自分の国でさまざまな新しい挑戦をしていると想像するだけで楽しくなりますね。

山本……そうですね。

上野……将来、そこから何が起こっていくのか。さらに、その人たちの次の世代がまた生まれていく。僕はそこに希望があると思っているんです。

プロデューサー的感覚

上野……(おのころ)心平さんとのつながりは、日本ホリスティック医学協会ですね。僕らは東京を中心に活動していたんですが、心平さんは関西のほうで同じようなことをやっていたんです。そのときの活動として、自然治癒……何だっけ。

おのころ……自然治癒学プロジェクトですね。

上野……そう、それを提案されて、「こんな人がいるんだ」という驚きとともに直接会ったのが最初だと思うんですよ。まともに話したのはね。

おのころ……そうでした。

上野……話を聞いてみたら、われわれも昔から自然治癒力に関心は持っていたけれども、心平さんのアイデアは非常に斬新で、ごく普通の、医療関係者ではない、一般の人たちに広くそういう気づきを持ってもらうためにも、ある種の組織化をおこなう。そういうプロデューサー的な感覚を持った人が現れたなと思いましたね。

それまでは、協会に集まっているのは、医療改革をやりたいといったような内向きな人は多くても、社会に働きかける力が弱かったと思うんですけれど、心平さんが出てきて、はじめて、これは大きな力になるかもしれないと感じさせてくれた。それで注目しはじめて親しくなったということだと思いますね。

おのころ……僕も山本先生と同じようにほぼ突然訪ねさせていただいたんです。当時は真鶴町（神奈川県）にいらっしゃって。

上野……そうでしたね。

おのころ……先にご自宅に、「自然治癒力って、医療者だけではなくて、患者にも必要な一般的な概念なのに、いろんな人がいろんなことをいうのでよくわからない。そういったものをちゃんと考える1年間のプロジェクトをやりたい」というようなお手紙を送らせてもらってました。その企画書を片手に「聞いてください」と訪ねたわけです。いきなり過ぎて、これは断られるかなと思ったんですけれど、上野先生は「いいよ、熱海駅まで迎えに行ってあげる」と、車で迎えにまで来てくださって、とても感動しました。

それで話を聞いてくださるなり、「その企画、いいんじゃないか」と、日本ホリスティック医学協会の会長だった**帯津良一**[3]先生を紹介してもらいました。帯津先生も快く応援してくださって、たくさんの先生方に声をかけてもらいました。もちろん上野先生、山本先生にも参加していただき、大きなプロジェクトになりました。

---

3 **帯津良一**
1936年生まれ。東京大学医学部卒。帯津三敬病院名誉院長。日本における統合医療の第一人者として活動を続ける。日本ホリスティック医学協会名誉会長。

上野……あれは、いつ頃でしたか。
おのころ……2004年です。1000人ぐらい動員したイベントでした。
上野……すごかったよね。
おのころ……ホリスティック医学協会との共催という形でやらせてもらって、広く一般の方に自然治癒力というものを自分のものとして考える機会をつくることができました。この活動は本にもしていただきました。
上野……なりましたね。
おのころ……「自然治癒力って知っていますか」「ホリスティックって知っていますか」と来場者全員にアンケートを採って、その場で回収して集計して、それをシンポジストの先生方にプロジェクターで示しながら、会場の声をもとに討議するというような試みをやりました。
上野……そういうやり方をする人がそれまでいなかったからね。ところで、この鼎談をはじめる前に、二つ提案があります。一つは、とくに心平さんがそうで、竜隆さんも割合そういう傾向があるんだけど、年長者に対して敬う気持ちが非常に強いらしくて、僕のことを「先生、先生」と呼ぶんですよ。

僕は「先生」って呼ばれるのがほんとうに嫌いで、いつもそう言っているんだけれど、この鼎談のときぐらいはそれをやめていただきたい。できたら、「圭一さん」と呼んでほしい。たぶん無理だろうから（笑）、「上野さん」でもいいですけど。

おのころ……け、圭一さんですか。

上野……そうやって「先生」と呼んでいた人に「圭一さん」と呼んでもらうと、ほんとにケミストリーが変わるんですよ。人間関係が少し近くなるし、余計な気を使わなくなる。

おのころ……「上野さん（↑）」みたいに声が裏返っちゃう（笑）。でもわかりました。

上野……あと、もう一つの提案は、今の三人の話を聞いてわかると思うけれど、われわれ三人を結びつけている原点があるとしたら、それはやっぱりアンドルー・ワイルの存在だと思うんですね。もし、ワイルがいなかったら、こういう集まりはできていなかった。そういう意味では、われわれの隣にワイルが座っているという気分で進めたらどうかなと。何かあったら、その原点に戻って、それでわれわれの考えを固めていくというか、そういうやり方でいけたらと思うんですけれど、どうでしょうか。

山本……わかりました。いいと思います。

おのころ……わかりました、上野さん（笑）。

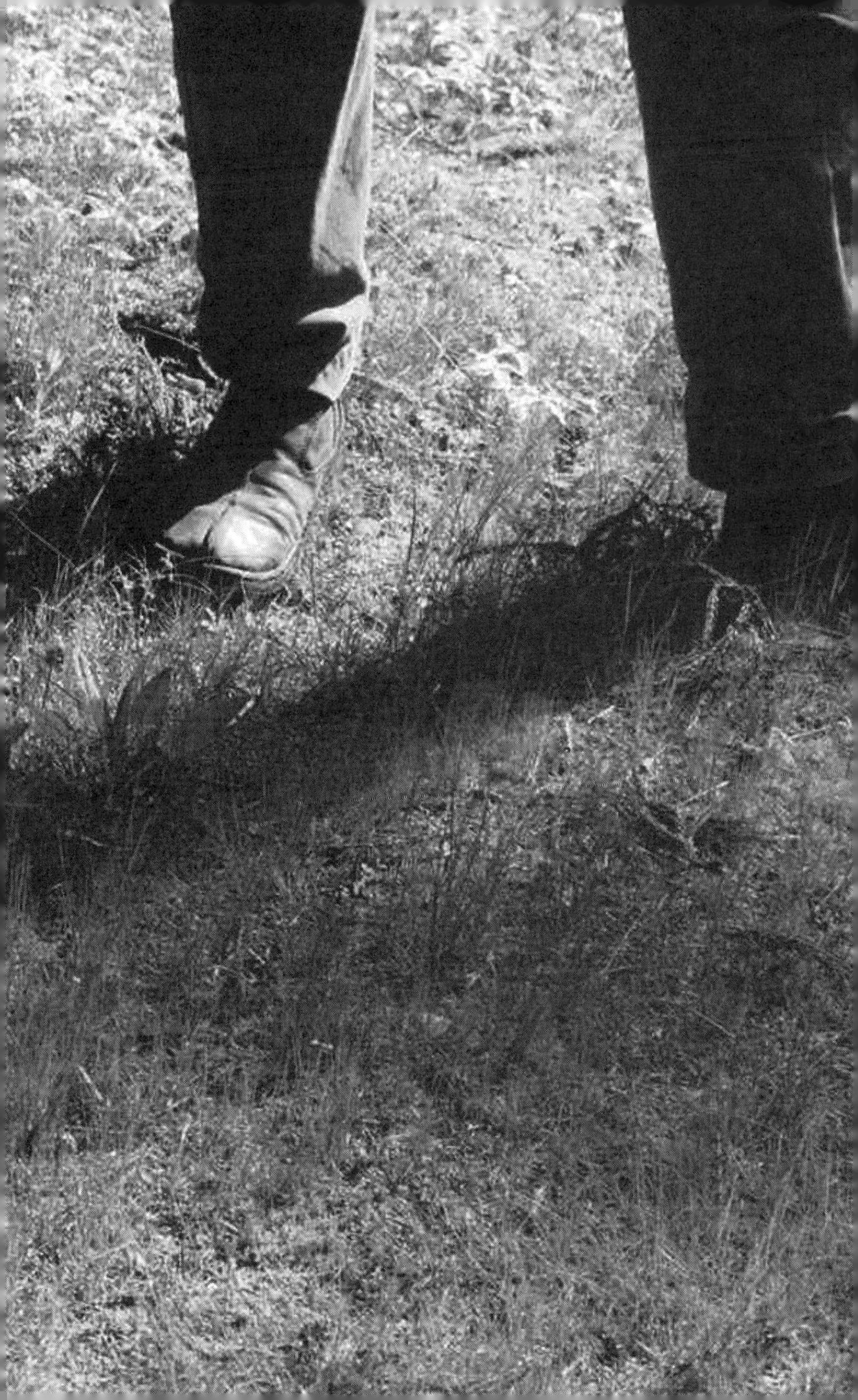

●土地の門番として

――今日、上野さんははじめてこちらの富士山静養園を訪れたわけですけれど、まず最初にどんなことを感じられましたか。

上野……ほんとに感無量ですね。というのは、この施設ができる前、まだ森と泉しかなかったとき、竜隆さんに招かれて見学したことがあるんですよ。それで、今ちょっと散歩をしてみて、わずかの間によくこれだけの施設をつくったなという純粋な驚きがある。

それともう一つ、あらためて、ほんとにいいロケーションを選ばれたなと思いますね。

山本……ありがとうございます。

上野……やっぱり、この森。ほんとうに美しいし、水は清らかだし。もう、水と食べ物と燃料となる木があれば、原発が事故を起こそうが、津波が起きようが、生き残れるんですよ。これは、『里山資本主義――日本経済は「安心の原理」で動く』(角川書店)を書いた**藻谷浩介**[4]さんが、繰り返し言っていることです。「あなたはお金が大事なんですか。それとも、水、食料、燃料が大事なんですか」と。

竜隆さんはあの本が出るずっと前から同じことを考えて、そして実践されてここまで来られた。日本でもっとも先端的なモデルをつくられたと思うので、今日は短期間になぜここまでのことができたのか、その秘密を探ろうという思いもあるんです。竜隆さんがどうしてこの土地を選ばれたのか。まずそのあたりから聞きたいですね。

山本……そうですね、もともとワイル先生の統合医療を勉強するドクターの多くが、がんなどの難病を治す「治療型統合医療」を目指す人が多かったんです。ただ、僕は治療のみならず予防や養生の分野の統合医療をやりたいという思いがありました。それで

4　**藻谷浩介**
1964年生まれ。(株)日本総合研究所首席研究員。東京大学法学部卒。平成合併前の全市町村を私費で巡歴。地域再生、人口成熟問題などについて提言を続ける。

プログラムが終わって、最初は東京の四谷で診療をはじめたんですけれど、実際にはがんや難病の患者さんが全国から集まってきた。地域性もないし、どちらかというと治療一辺倒になって、ほんとに、せっかくワイル先生のプログラムを卒業したのに自分のイメージと全然違うという壁にぶつかったんですよ。

そういったとき、ワイル先生から「ドイツやフランスなどのヨーロッパの田舎に山本がやりたいモデルがあるよ。今、アメリカにはいいモデルがなくて、日本にもないだろうし、そういうのを見てみたら」というアドバイスをいただいたんです。それで、たまたまヨーロッパによく行かれている患者んさんがいて、その方の案内で最初はドイツの田舎を視察したんです。

当時、北海道の夕張市が財政破綻して、病院がなくなって地域崩壊がはじまりそうだといったことが話題になっていましたが、行ってみたらヨーロッパでは田舎に素晴らしいクリニックがたくさんあるわけです。しかも日本だと限界集落、無医村といわれるような場所にあって、とてもびっくりしたんですね。自分のやりたいのはこれだったんだと思いました。それで東京にいるときに5年間土地探しをしました。実際に福島県や千葉県に行ったり、伊豆半島のほぼ全域をまわりました。

自分の中にいくつかの条件があったんです。地域に医療機関がなくて、地元から望まれていること。それに素晴らしい自然資産がある。田舎って何にもない場所じゃなく、ほんとうは豊かなところなんだと発信したい気持ちにさせてくれること。地方活性化と地域医療の定着との両輪でやりたいという気持ちがありました。

おのころ……そして、全ての条件を満たしたのがここだったというわけですね。

山本……ええ。借景じゃだめなんですよ。やっぱり自分が水源や森を管理していないと。「ここからの森の景色がいい」と言っていても、あるときに開発されちゃって資材置き場になっていたり、最近だったら太陽光パネルがまぶしい環境になっちゃったりする。そういうことが海外でもあります。だから自分である程度管理できる土地だということで、ここにしたんです。

ただ、ここを買うには、値段のこともありましたし、地主の気持ちもある。それで30回ぐらいは通いました。土地を仲介してくれた不動産屋さんもすごい人で、「土地を買う、森を買うっていうのは、宅地を買うのと違うんだぞ。そこに住んでいる動物、自然を管理することになるんだ。だから野宿しろ」と言うんです。

おのころ……野宿ですか！

山本……そう、野宿しろと。だから、僕は買う前、ここには自然林があるんですけれど、生まれてはじめて野宿して。

おのころ……本当にしたんですね。

山本……確かに野宿をしてみると、闇の中で動物の目が光ったり、足音がする。でもその大きさが闇だとわからない。大きい動物なのか小さい動物なのかわからない。怖いんだけれど、これだけ人間以外の生き物がいて、生活している土地なんだなという実感が得られました。だからとても自分の土地なんて思えないわけですよ。

それで、「この土地で仕事をさせてください」と毎回地元の神社にお参りに行っていたんですけれど、あるとき「やれるのならやってみなさい」という感じ、声というか感覚が得られて、それから「土地を所有することになったけれど、自分は門番なんだ」という気持ちになったんです。土地を荒らされないようにごみを拾ったり、そういう場所なんだなと思ってから、すんなりいくようになった。そんな感じなんですよね。だから感覚は今も門番なんですよ。

上野……門番、いいですね。

山本……所有なんてとんでもないことで、おまえは管理する門番になれと言われた。ある長い歴史の一時を担当する感じですよね。

上野……アメリカ先住民の人たちは「白人は所有するという病気にかかっている」と言っていますね。「所有したいという欲望が彼らの病気なんだ」っていうんです。

というのは、先住民の人たちは、何千年も前からその土地に住んでいるんだけれど、土地を所有したいと思った人は一人もいないわけです。言ってみたら、住んでいる全ての人が門番みたいなものですよね。神様、スピリットがいて、自然があって、そこに住まわせてもらっている。みんながそう考えていたところに、外から白人が攻めてきて、「ここからここは俺の所有だ」と決めている姿を見て、非常に恐ろしいと同時に病の深い人たちだと思ったと記録されていますよね。その原点、先住民の原点に戻るということですね。

ワイルだって同じです。カナダにコルテス島という島があって、１９７０年代のヒッピー全盛の頃から彼は講師として呼ばれて、そこに住みついた人たちにいろんな話をしていたわけだけど、その島がだんだん観光地っぽくなってきて、土地を大企業が買い占めようとする事件が起こった。そのとき、彼は今やお金持ちですから、ほぼ島を買い取って、自分がその島の門番になったわけです。そういう運動って、今世界中で起こっていると思います。門番志願者みたいな人たちがあちこちにいる。

●国生み伝説の島

おのころ……僕は今、淡路島に住んでいるんですが、ここも自然豊かな島です。淡路島には国生み伝説というものがあり、伊弉諾《いざなぎ》神宮《じんぐう》という神社もあって、もともと日本で最初にできた島だという言い伝えがあるんです。それこそ島の門番みたいな神道系の方々がいらっしゃって、その方々も所有というより、これまで続いてきた伝統をあずかっている……そういう生き方をしていらっしゃる人が多くいます。淡路島には135度線が通っているんですが……。

上野……標準時ですね。

おのころ……ええ、時間がはじまる場所。そして、そのすぐそばに伊弉諾神宮がある。淡路島へは神戸から40分、大阪からも1時間ちょっとで行けちゃうんですけれど、こんなに空気が変わるのかっていうぐらいすーっと澄むんです。

ああいう所にいると、空間というか、時間というか、時空の感じ方に都市生活とは大きな差が生まれます。島に帰ると、やっぱり自然が自分の中にあるんだってことを思い出しますね。

上野……「古事記」の最初の部分に出てくる伊弉冉《いざなみ》、伊弉諾《いざなぎ》の夫婦がつくられた国生みの最初の一滴がおのころ島という島で、「おのころ心平」は明らかにそこから来ているんだよね。

おのころ……「おのずから凝り固まる」という、そういう字を書くんですけれど。ころころ転がって、凝り固まってできた島、おのころ島。これが淡路島（あるいは淡路島のすぐ横にある沼島《ぬしま》という説もある）。

「おのころ」っていうのは、島だけれど、僕にはこれが体が受精卵からどんどん転がりながら進化していくプロセスに思えたんですよ。受精卵が転がりながら成長して、分化して、僕らの体になっていく姿を思い浮かべたんですね。「おのころ」って、体だな。だったら、それを心平らにしながらつくっていけたらいいなと思って、「おのころ心平」という名前をつけました。勝手におのころ島から拝借したんですけれど。

でも、そのあと、神道系の方から、「『おのころ心平』なんて、なんと畏れ多い名前をつけるんだ。『アマテラス心平』って名乗っているようなものだぞ」と言われました。ある日、神道信仰の品のよいおばあちゃんが訪ねてこられて、「おのころ様はどちらに？」と尋ねられて、「いや、僕です。すいません」と答えると「はー、ご精進なされませ」って励まされました（笑）。

上野……おばあちゃんって、そうですね。ほんとに素直。昔インドを旅したとき、おばあちゃんが近づいて来て、僕の顔を見て拝みはじめ、ヒンドゥー語でしゃべり出したことがあって、「何なんだろう」と思ったら、原因はほくろなんです。

おのころ……ほくろ？

上野……額の真ん中にほくろがある人は聖人だと思い込んでいるわけ。たったそれだけのことで「これを持っていけ」みたいに果物をくれた。だからインドの人っていうのは、すごいなと思って。何でもかんでも拝む対象をつくっちゃうんだよね。すごく幸せな人たちだと思いました。

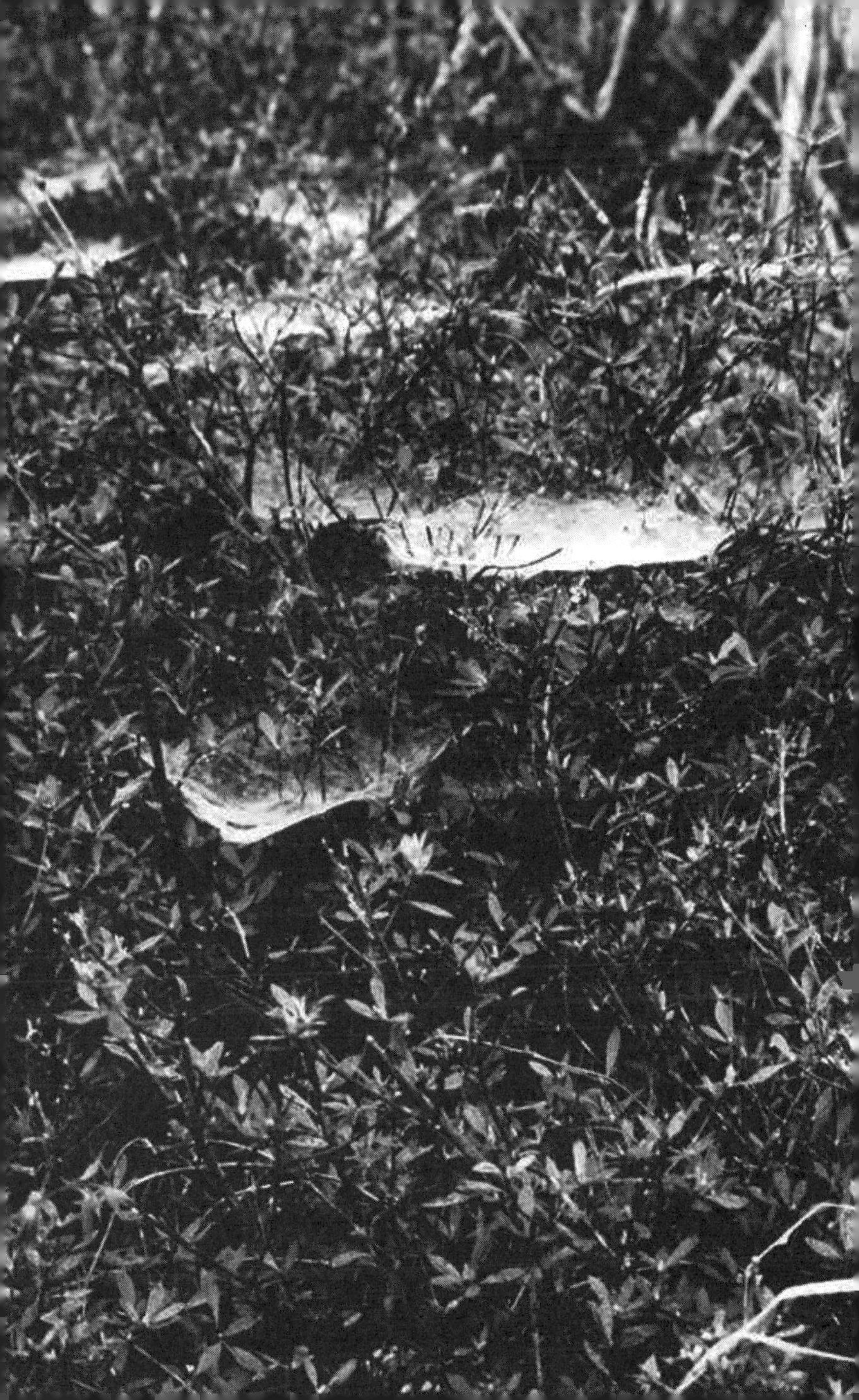

●修理工よりガーデナーに

――ところで門番の話から連想したのですが、人間は所有か門番かという概念を土地に対しても地球に対しても持っているのなら、それは自分自身の肉体に対しても同じなのかもしれませんね。所有者なのか門番なのか、それによって体に対する向き合い方も変わるんじゃないでしょうか。

山本……そうかもしれません。私の場合はそもそも自分の体には、所有っていう感じはなかったですね。管理者というか、門番ですかね。そういう感覚のほうが強いですね。

上野……アメリカにホリスティック医学協会ができたのは、日本よりも8年ぐらい前で、1970年代の半ばなんです。そのときに先進的なドクターたちが集まってMD（メディカルドクター）とDO（ドクター・オブ・オステオパシー）の業界にアピールを出した。アメリカには西洋医学のドクターとは別に、**オステオパシー**[5]医がいるんです。そのアピール文は今では有名になっていますが、「われわれは、修理工ではなくガーデナー（庭師）になろう」と書かれているんです。

つまり、西洋医学にしろオステオパシーにしろ、非常に唯物的な学問になってきた。人間は分子でできている精密な分子機械であるという思想のもとに教育されている。そのうえに構築された医療を学んだドクターは、自分が修理工のような気分にだんだんなっていく。壊れた道具を直す、壊れた車を直す修理工みたいな、そういう気持ちになってくるけれど、これは非常にまずいと。そうではなく、ガーデナー（庭師）のような医者になろうということなんです。

庭師というのは、さっきの門番と同じですよね。要するに、自然を見つめて、その力を活用しながら、人間のセンスも加えて、美しく健康な庭にしていくということで、

5　**オステオパシー**
アメリカ人医師アンドルー・テイラー・スティルによって1874年に発表された医学体系。骨（Osteo）と、治療（Pathy）の造語であり、骨・筋肉・リンパ・血管・神経などを手技によって矯正し、自然治癒力を高める。欧米では専門の医科大学があり、医師免許が交付される。日本には1910年に初めて紹介された。

たぶん、森番と同じ意味だと思いますね。

だから、その段階で、1970年代の先進的なドクターたちは、ワイルもその一人ですけれど、修理工的な医者ではなくて庭師的な医者を目指していたわけです。

おのころ……山本さんが帰国後、東京の四谷の統合医療施設で感じられた違和感っていうのは、結局は修理工であることの違和感だったんでしょうか。

山本……そうですね。修理工ということもありますし、先ほどの建物の話でいうと、たとえばマンションに住んで、所有していれば、この空間は自分のものだという感覚があると思うんですけど、そこに入ってくる水などのライフラインは、常に外との関係性のうえに成立しているんですよね。そうでなかったら、単なるコンクリートの無機質な箱になってしまう。

実際に人がそこに暮らすというのは、じつはものすごくいろんな関係性の中で成り立っているわけですよね。それが、こういう森の中に住んでいると非常にわかりやすい。水はあの山からいただいてという具合に。

今、大学の講座で教えていますが、授業で「水は誰が提供してくれる?」と聞けば、「水道局」とほとんどの学生が答えるんだけれど、この辺にいると、みんな「山」「自然」って答えるわけです。自然との関係性がすごく近い。

ワイル先生のプログラムの中に大事なことがたくさんあったけれど、一つは人間が持つ治癒系を生かすんだということ。それともう一つが関係性を生かすということがあります。これは、医療従事者と患者さんの関係性だけじゃなくて、コミュニティとの関係性、あるときは自然との関係性、そうした複合的な関係性の中で成り立っているわけです。だから、それをどういうふうに活かすか、そもそもどう認識するか、その部分がとても大事だと思います。

おのころ……東京ではそういう関係性に触れることが難しかったということなんですね。

山本……そうですね。当時は、関係性というより、統合医療を日本なら東京から発信したいという気持ちがあったんです。それから、統合医療というのは、いろんな代替療法の知恵を集めてやっていくんだという、どちらかというと足し算的な感じでいたんですよね。でも、たくさんあればそれだけいいのかっていうと、何かそれだけじゃなくて、もっとそれぞれの関係性が大事だなと思いはじめた。

人間が病気になるのは、病院でなっているわけじゃなくて、日頃の生活の中でなっているわけです。その社会、僕は「コミュニティ・ベースド・ヘルスケア」と呼んでいますが、コミュニティの成熟性や良い関係性、温かさとか、そういうものがベースになる。しかも人間だけじゃなくて、自然との調和があれば、すごく強いんじゃないかなと思うんですね。

これは、ワイル先生の「関係性」とも重なるし、WHOが言っている健康支援環境という「病気になった人のせいにするのではなく、環境を良くしなくしなければダメだ」という考え方とも一致していると思います。

治癒系とは何か

おのころ……先ほどの山本さんのお話の中で、関係性と一緒に「治癒系」という言葉が出ましたが、これがすごく大事な概念だと思います。自然治癒力とか、自己治癒力とか、そういったことをテーマに「自然治癒学プロジェクト」を企画したときに、この治癒系とはいったいどういう機序で発動するものなのかと考えたんです。

そもそも人間の体には「閉鎖系」と「開放系」という二つの考え方があって、閉鎖系は、人体の内側だけで完結する概念です。いわゆる西洋医学的な考え方だと、病気の原因を閉鎖系の中で見つけようとして、分子的におかしいところ、遺伝的におかしいところを探し出し、それで問題を完結させてしまおうとする。

けれど、治癒系を前提とすると、閉鎖系で考えるとつじつまが合わなくなってきますよね。その人の中だけで探ろうとするとわからないことがいっぱいあるし、矛盾が起こってくる。一方、東洋医学的な考え方だと、自然とのつながりの中で自然治癒力が発動するし、人間関係の中で、たとえば誰かの一言によって治癒のスイッチが入ったりする。自然治癒力は、すごく個性的に働くんですけれど、それはその人の置かれた環境が違うからなんだと思うんです。また、その人が生まれ育った環境が違うからとも言えます。今まで環境とどう関係を結んできたかが如実に現れるのが治癒系だとしたら、体を開放系に考えないことには治癒系は語れない。これは、ほんとに大事な考え方なんだと思います。

上野……そうですね。今は治癒系という概念は、医学的にも科学的にもまだ確立されていなくて、何となくその影のようなものが見えているという段階だと思います。哲学者のミシェル・フーコーが言っていますけれど、「臨床医学の誕生は、医師のまなざしが、もっぱら人体の皮膚の内側だけに向けられるようになったときにはじまった」というんです。

これは、すごく厳しい言葉です。ということは、臨床医学、つまり近代医学がはじまる前は、ヨーロッパでも人々は関係性とか、対人関係とか、あるいは天体の動きとか、そういうものの中でホリスティックに病気を見ていたわけですよ。だけど、近代医学がはじまったときにそういうものを排除して、体の中で起こっている何らかの問題を探し出して何とかしていくということに医学的なまなざしのほとんどを注ぐようになった。

それが数百年続いてきた結果、われわれはそういう関係性をもう一度回復しなくてはならないことに気づきはじめたということだと思いますね。だから、統合医療というのは決して新しいものではなくて、むしろいにしえに帰る部分が非常に大きい。そういう歴史を押さえておく必要もあると思います。

おのころ……環境との折り合いについて、2015年に亡くなられた大川ミサヲさんという女性がいたんです。大川さんは当時日本最高齢で、117歳27日まで生きた方です。

老衰で亡くなられました。つまり健康に亡くなられたんです。

ミサヲさんがいったいどういう人生を送ってきたのか、すごく気になったので調べてみたんです。素晴らしい自然環境の中でいいものを食べて育ったのかと思ったら事実は全く逆で、大阪市中央区、東大阪のすぐ隣で生まれた。東大阪といえば、工場地帯なので、空気のきれいな場所とはお世辞にも言えません。

上野……そうですね。

おのころ……そこで生まれて、そこに住んで、そこで死んでいった。お生まれになったのは明治31（1898）年なんですが……。

上野……日露戦争の前だね。

おのころ……そうなんです。まだ、勝海舟が生きていたそうなんですよ。ジョン万次郎も生きていた。

上野……つい最近なんだよね。だから、明治維新でがらっと世の中が変わったから、幕末の人はみんないなくなっているだろうと、簡単にそこで切っちゃう人がいるんだけれど、幕末の志士でもしぶとく生き残って明治30年代まで生きた人は結構いる。

おのころ……そして、考えてみたら、この117年間で、時代、環境、食生活、生活様式は激変しましたよね。

上野……すごい適応能力だよね。

おのころ……本当にそう思うんですよ。人力車の時代から飛行機に変わって、通信手段もスマホが出てくるだなんて当時は誰も予測できないわけですよね。そんな時代の移り変わりの中で、一日一日楽しみを見いだし、一つ一つキャッチアップしながら、日々幸せを見つけてきた。大川さんはインタビューの中で「今日をできるだけ楽しむことです。今日、おいしいものをおいしいと感じる心を磨くことです」とおっしゃっていたそうです。

上野……素晴らしいね。

おのころ……今朝、富士山静養園を訪れて、すぐに山本さんが先頭に立って僕たちを散歩に連れていってくれました。都市部で舗装道路を歩いていると、絶対に道のでこぼこなんかわからない。道に生じる今日の季節の変化っていうのがわからないんですね。で、思ったのが、自然環境って意外に厳しいってことなんです。その厳しさに対して自分を合わせ、適応させていく。その適応力こそが自然治癒力を生み出すんだなと思ったんですね。

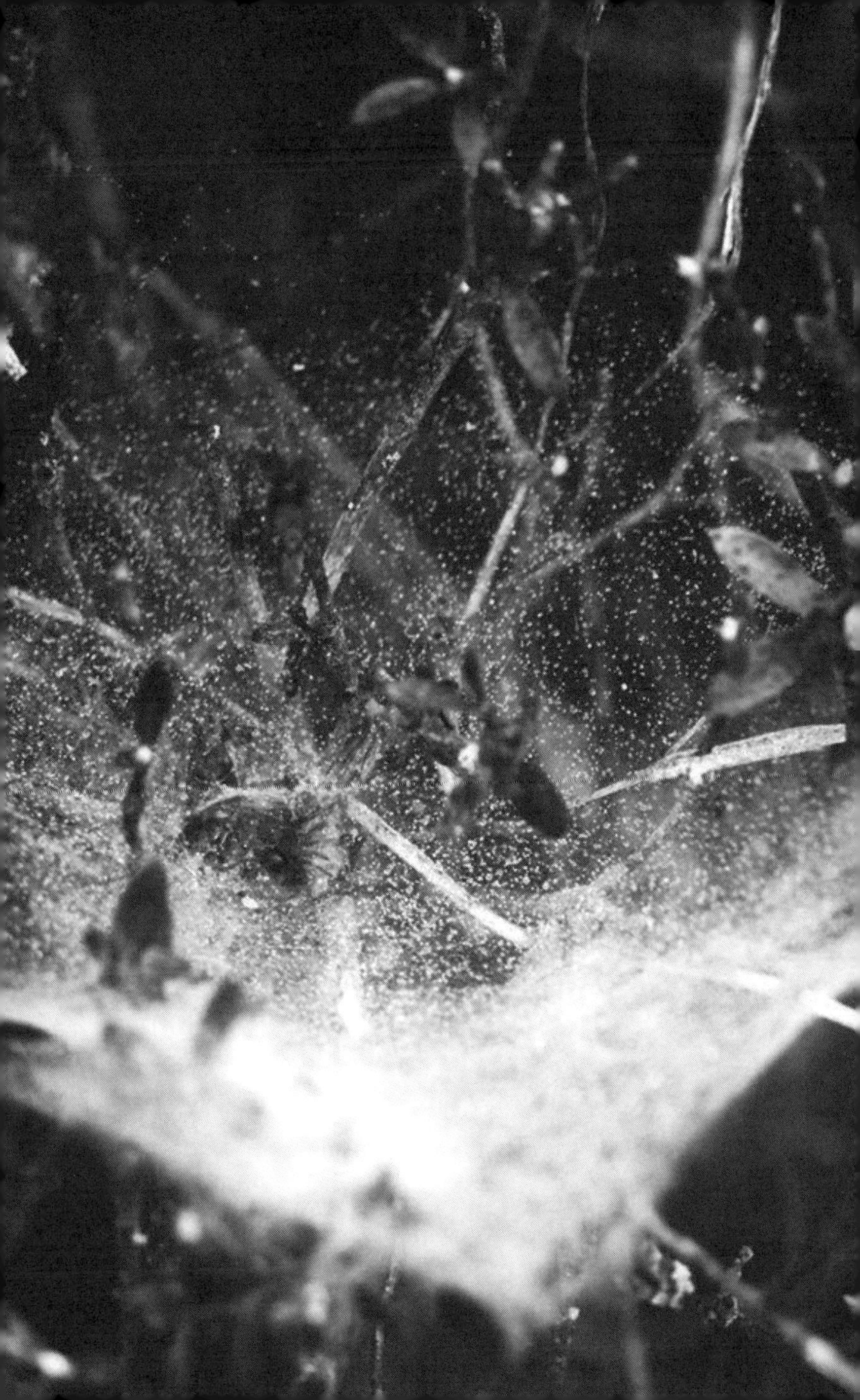

同じように、大川さんの場合、人生を通じての時代の変化に適応する力があったんだということです。一日一日、環境の変化に対して「感謝」と「幸せ感」を丁寧につくり出していく。長生きで健康でいられるということは、そういうことなんだなと納得しました。

山本……昔の日本人は、おてんとう様っていう考えがありましたよね。「おてんとう様のおかげ」とか「おてんとう様が見ているから」っていう言い方もしました。僕は、日の出をほぼ毎日見ますし、富士山と太陽に手を合わせるんです。

今日も日の出を見ました。うちは山から水をいただいているわけですから、山にも手を合わせるんですよ。でも、やらなきゃというんじゃなくて、本能的に合わせる感覚なんです。何か絶対的というか、そういう力を僕は感じていて。

医療の原点を考えると、たとえばシャーマンの医療現場だと、村人が病気になったときに、山から葉っぱを少しおすそわけしてもらい、それでお茶をつくったり薬をつくったりして、悪霊を体から出す。みんなでそれをイメージするために音楽を演奏したりダンスをするわけじゃないですか。

いろんなコミュニケーションや関係性がある中で、その人を治していくプロセスがある。それが体系化して専門性を持ったのが今の代替療法だと思います。その地域の衆知を集めてみんなでやっていく感覚っていうのは、どうして今、実行しづらいのかなと。それが逆に不思議に思いますね。

●関係性の崩壊

おのころ……現代社会はどうしても関係性の希薄というんでしょうか、どんどん核家族化していますから。僕の神戸のほうの事務所は120戸ぐらいあるマンションに入っているんですが、どういう人が住んでいるのか全然わからないんですね。今は表札に名前もないので。

上野……名前もないんだ。

おのころ……郵便受けもざーっと番号が記載されているだけで。下1桁まで同じ住所なのに、お隣が誰なのか全然知らない。

上野……セキュリティーのために名前を出さないの？　すごく寂しい話だね。

おのころ……そうです。マンションという箱に入れられているって感じ。

上野……囚人と同じだね。

おのころ……山本さんがこの無医村にやってきて「村人・山本竜隆」「特技・医療」と言って村に溶け込んでいく姿を見せてもらって、つくづく「ああ、これこそ関係性なんだな」って思いました。

山本……私は大企業が人を雇用するところから関係性が崩れてきたと思うんですよね。人を雇う側、雇われる側に分け、勤務時間があって、オンとオフがある。その関係っていうのがものすごく恐ろしい。

大正9年の内務省の資料では、日本の職業って3万6000種類もあったんですよね。それが、平成9年の調査では、2400種類なんです。だから、職業自体が10分の1以下になってしまった。

これはどういうことかというと、みんなが持ちつ持たれつ、なりわいを持って地域に溶け込んで社会をつくっていた関係性が、単に時間給や年俸で働いて、オンとオフだけの関係性になってしまった。企業からいうと、単なる労働者です。

さっき言ったように、社会ってほんとうはもっと複雑に絡んでいる。自分の得意分野を企業にだけじゃなく、地域にも活用できる場が昔はたくさんあったと思うんです。企業ばかりのせいにしてはいけないんだけれど、資本主義ベースの企業が自分たちの都合のいいように変えてしまったという感じがする。これは医療の分野でも同じです。

おのころ……僕のような第2次ベビーブーマー世代は、生まれたときから核家族なので、もう最初から何となく希薄な社会の中で生きている。でも、僕の親の世代は、関係性が濃すぎて、もうちょっと自分の空間が欲しいということがあったと思うんです。

いわゆる地縁主義で縛られた時代が続いていたので、現代はそのゆり戻しみたいなことがあるのかもしれないとも感じるのですが、そのあたりはどう思われますか？

上野……ただ、やっぱり核家族というのは、人間の歴史の中で極めて異常な現象なんです。先進諸国はどこもそういうプロセスを通ってきていると思うけれど、本来、人類の家族形態にとって核家族というのはあり得ないんですよ。核家族で分離して、こんな山に離れて住んでいたら、誰も生きていけない。絶滅しちゃうんですね。だから、やっぱり大きなファミリーが、あるいは親戚がそばにいて、お互い助け合いながらやってきたっていうのが人類の歴史のほとんどなんですよね。

日本でいうと、昭和30年代に人々が経済成長とか、所得倍増とか、そういうものに異常に興味を持ちだした。そのときに都市の郊外に団地ができるわけですよ。団地というのは、核家族製造機械なんですよね。団地に親子3代で入る人は極めて少なくて、まずはようやく家が持てた新婚夫婦が入る場所、巣みたいなもんなんですよ。そして子どもが生まれて核家族ができる。

ところが、核家族というのはいっときの話で、団地は今は超高齢化していますよね。その息子、娘たちは、親が死んで家が空いたからそこに入るかといったら、絶対に移らないわけですよ。空っぽになるわけ。日本中の団地の空き家が増えている。

同時に、今度は戸建てとかマンションに生涯をかけて住み着いている。だんだん子どもに見捨てられていくという核家族の厳しい面を経験しているけど、次の世代に全然伝わらないままに、その次は高層マンションで同じことが起こっているというのが現状です。

だから、そこから何とか抜け出して、言ってみたら、人間が何千年、何万年も続けてきたような生き方に戻ろうとしているのが山本さんのやり方でもあるし、今、先進諸国でそういう人がものすごく増えている。再び核家族から抜け出して、実際に血がつながっていなくても拡大家族を形成するという流れになってきているんじゃないかと思いますね。

おのころ……**エコビレッジ**[6]などもその一つでしょうか。

上野……そうですね。

おのころ……僕も20代、30代のときにそういったエコビレッジに入ってしばらく生活したことがあります。そこで感じたのは、関係性の欲求というのは本能的なものなんだということでした。しかし一方で都市生活の便利さも同時にあるわけです。コミュニティという安心感があるけど、ちょっとプライベートに境界を引きたいという気分もある。これって、僕は免疫の仕組みにすごく反映してくると思うんです。免疫力って、端的に言えば、自分と自分にないものを見分ける力と言えますから。

コミュニティにあって、その中に自分を見いだす。同時に、関係性を極力遮断して

6　**エコビレッジ**
自然と調和しながら生活し、持続可能性を追求したコミュニティまたはプロジェクト。国内を含め世界各地に点在し、共同生活をしながら自給自足する形態が多い。

はじめて見える自分もいる。このあたりで葛藤している人がアレルギーや自己免疫性疾患に悩んでいるケースが結構多いんじゃないかと思っているんです。

上野……なるほど。

おのころ……コミュニティとしてつながりたいという欲求と同時に、ちょっと離れて自分自身だけで生きたいという欲求もある。エコビレッジなどに行ってしまうと、どうしてもセクト主義というか、排他的な空気にちょっと悩むことがあるんですね。何かヒエラルキーのようなものが無条件にできちゃう。どうしたらもっと開放系のコミュニティができるんだろうかというところで、この富士山静養園のチャレンジがある。

山本……僕は川崎市のマンションで子ども時代を過ごしたのですが、はじめてこういう村に来て、まずびっくりしたのは、小さな子どもたちをみんなで守るということです。また、お年寄りを、自分の祖父母だけじゃなくて、地元のお年寄りをみんなで敬うことが当たり前にできていることに驚いた。

上野……だって、ついこの間まで当たり前だったんだから。

山本……学校で教育するというより、地域で育てるっていう感じがあるんですね。敬老会に子どもたちが行ったり、休日なのに夏祭りに参加しなきゃいけないということはあるけれども、そこからたくさん得られるものがある。地域の歴史や昔からの言い伝えだったり、地元の山で食べられるものを教えてもらったり。それは教育の面から見ても、いろんな意味で優れたシステムなんじゃないかと思うんですね。

以前、沖縄が長寿県だったときに、その理由が食べ物なのか温暖な気候なのか、世界の研究者が調べたわけです。でも、一番の理由は、お年寄りをお年寄りとして扱っていなかったということだというんです。家族の中で役割を持たせていた。地域の中での役割を持たせていたっていうことなんですね。

75歳だからとか老人だとか、そういうんじゃなくて、このおばあちゃんはこれができるから、孫の世話してとか、庭の草むしりしてとか、留守番してとか、そういう役割をしっかり持っているお年寄りは長寿だというわけです。お年寄りが隔離されて、あるときから施設に行くっていうこと自体が不自然な感じがします。

上野……つい最近までの沖縄っていうのは、お年寄りがいよいよ病気になってケアが必要、介護が必要になったときに、子どもたちが「私が見る、私が見る」と言ってけんかになるというんです。本土の人は、なるべく何とか他の兄弟に押し付けようと思う。お金は出すけれど、会社が忙しくて面倒はちょっと見られないっていうのがほとんど。

沖縄の人は「何で私が見ちゃいけないのよ」とみんなが言っていた。そういう絆の強さが長寿を保たせていたわけですよね。

●個性を活かす大切さ

おのころ……さっき上野さんが「この間まで当たり前だったんだから」と言われたけれど、その体験が実は僕にはありません。そのコミュニティとはいったいどういうものだったんだろうと素朴に思うんです。

上野……心平さんなんか、すごいオーガナイザーで、全国にネットワークがあるのに、近所の人との付き合いがないんですか？

おのころ……淡路島ではあるんですよ。

上野……でしょう。

おのころ……淡路島ではそれがコンセンサスなんですよね。近所付き合いが。ところが、都市でそれをやろうとすると何だかルール違反になるんです。

上野……なるほどね。

山本……近所付き合いが嫌な人が集まっているのでしょうね。

おのころ……そうなんですよね。

上野……淡路島にコミュニティがあれば、それを基盤にすればいいんじゃないんですか。でも、それを高層マンションの中でつくるのは無理だと思いますよ。

おのころ……そうですね……たしかに。僕は田舎にしても高層マンションにしても、それぞれが住む地域での関係性や生活のバラエティも自然治療力のあり方に関与してくると考えているんです。コミュニティの中である種の責任感や誇り、存在意義がないことには、ほんとうの意味での自然治癒力は発動しない。

ところがこれからの医療は〝管理される医療〟という話がありますよね。遺伝子治療であるとか、医療診断を人工知能がやっていくとか。そういった時代になっていくと、ほんとに平均化した、個性を消していく医療になってしまうなと怖くなることがあります。でも、管理されればされるほど、その先に、コミュニティの中で自分をどう生かしていくかという力が、実は自然治癒力と連動しているんだという考えが芽生

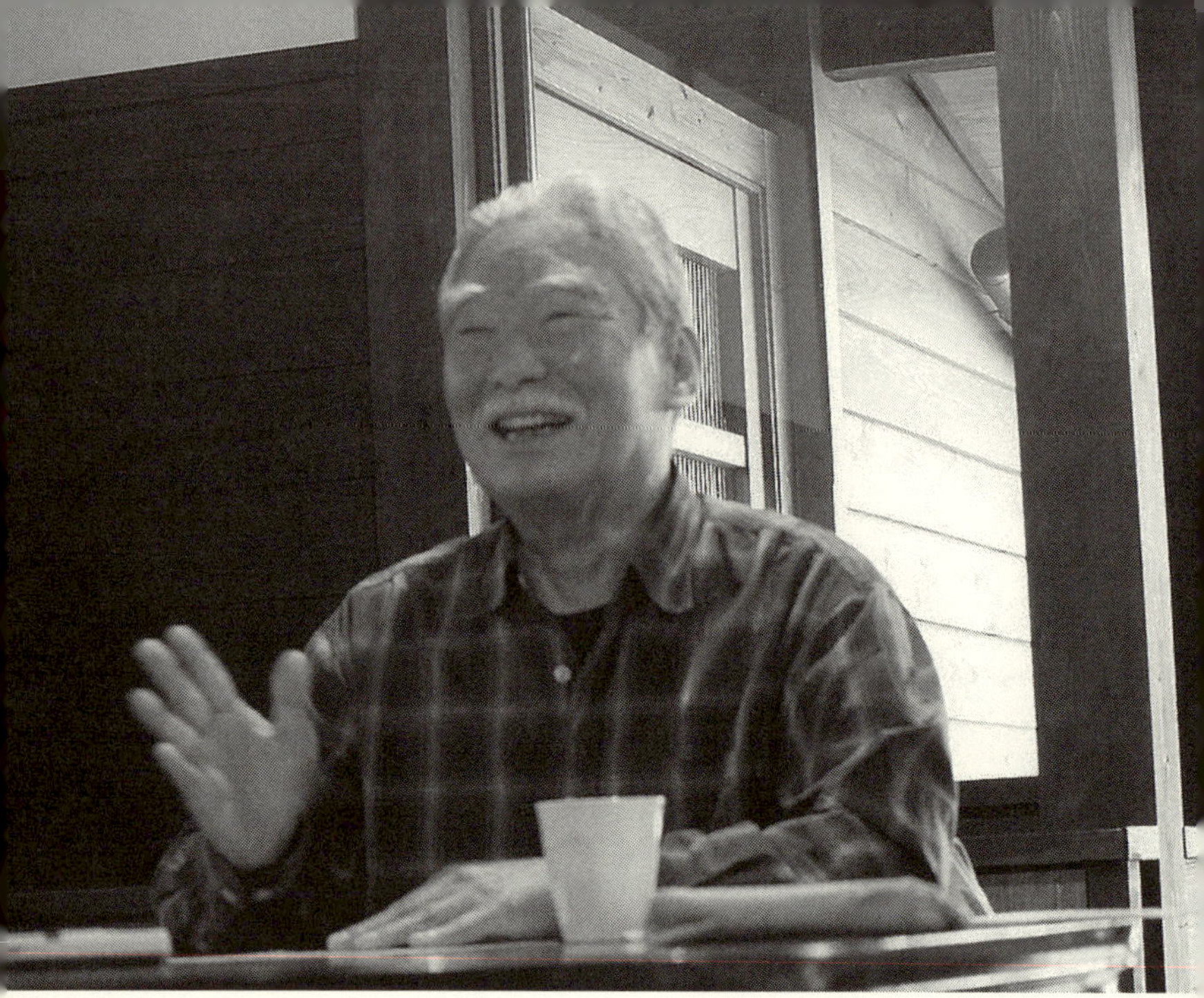

えていくんじゃないかと思います。

山本……そうですね。余計重要になってきますよね。感覚的には、地域のルールや社会のルールに従いながら、その中で自分の良さを見つけていく必要がある。ただ、そのときに単純な関係性だと良さを見いだしづらいと思うんです。人間ってもっとたくさんの能力っていうか、長所・短所があって、その程度もさまざまなので。心に触手をたくさん持っている。

おのころ……触手を持っている、ですか？

山本……多様な尺度の中で自分を意識できる環境をつくってあげる。「これは2番だけれどこれは村で1番だ。でもこれは村でビリなんだよね」みたいな感じの中で、「人間ってこんなもんだろう。だからこの部分で自分は頑張ろう。ここはお願いしちゃおう」みたいな。ちょっとわかりづらい言い方で申し訳ないんですが、そういう感覚というか。

西洋医学的なものは診断基準があって、ここから先は病気だという線引きがすごくはっきりしているけれど、実際はそうじゃないし、一つの軸だけじゃなく、幾つもの軸の中で存在意義を見つけていくと、自分の個性がより見えてくる気がするんですよ。

この村の中を見ていても、「あのおじいちゃんは口が悪くてだめだけど、ものごとをまとめるときはすごい」とか、それぞれの人が何となくそれを理解しているんですよね。「これはいいよ、あの人に言わなくて」とか。それでうまく成り立っている。

みんなそれぞれ自分や他人の個性を認識しながら暮らしている。ただ、本来、日本人はそれが普通だったわけで、そんな難しいことじゃなくて、できるような気がするんですよね。今はあまりに単純化されている気がする。

上野……だから、一番大事なのは何かっていうことと非常につながってくると思うんですね。ちょっと触れましたが、『里山資本主義』という本の中で問われている「一番大事なのはお金なんですか、それとも水、食料、燃料なんですか」ということです。これは、結構深刻な問いかけで、それぞれの人が答えを出さなければいけない。今それを迫られている現実があるわけですよね。

持続可能性という観点から言えば、明らかに現代のマネー資本主義、グローバリズムの行く末は危ういという予感がするわけですよね。世界中の富の半分以上は人口の1パーセントに集中しているとか、あまりにゆがみすぎた拝金主義がはびこっている。しかも、働いて生産してお金を生み出すならまだしも、全く生産せずにパソコン上の操作だけでお金が何倍にもなる人と大損する人が出てくるシステムがどんどん膨れ上がっている。さらにはパナマ文書で明らかになったように、国の指導者や経済界のトップとか、そういう人たちだけがタックスヘイブンで税金逃れをする特権を持っているということがだんだんわかってくると、もうこのシステムはだめだなと思って当然なんですよね。

だとしたら、やはりマネー資本主義からなるべく遠くに行きたい。一挙に離れることはできないかもしれないけれど、徐々に距離をおいて里山資本主義的な世界に移りたい。『里山資本主義』の著者の藻谷さんが言っているのは、「別に、里山資本主義はマネー資本主義に取って代わるものではない」ということです。それだけの力があるわけでもない。だけど、戦争なのか大地震なのか原発事故なのかわからないけれど、何かの理由で、たちまち水がなくなるとか、食物がなくなるとか、震災の時に経験したような大パニックが起こるみたいな状態が続いたら、相当ひどいことになるわけですよね。

そういうことを考えると、マネー資本主義のサブシステムとして、いざというときに使えるようなシステムをつくっておくことが生き延びていくためには非常に大事になる。すでにそれをはじめている人たちはどんどん増えている。

僕がすごいなと思ったのは、藻谷さんという人は、どっちかというと学者ですよね。東大の法科を出て、アメリカでＭＢＡを取って。その人が、日本に帰ってきて都市と地方の格差をどう解消したらいいかを考えはじめて、自費で全国の自治体、市町村をくまなくまわった。全ての町を歩いて、市長や町長、役人、住民運動家とか、いろんな立場の人に取材をしている。だから、地方のことを日本で一番よく知っている人なんです。

おのころ……すごい行動力ですね。

上野……日本だけでなくて、海外ももちろん何十カ国もほとんど自費で取材をしている人です。ひも付きじゃないから、言っていることが自信に満ちているんですよね。彼がいうには、自分が最初に書いた本、『デフレの正体』(角川書店)は結局、人口論だった。

日本は人口がどんどん減って、生産できる年齢の人がとくに少なくなってきて、非常に厳しい状態になっていくことが50年先ぐらいまでは統計的に見えるわけです。そうすると、誰もが子どもを産んで安心して育てられるような状況ではなくなる。「こんな暮らしじゃ、子どもを育てることができない。不安だ」という人がどんどん増えて、その結果、さらに人口減が加速するという危機的な状態にあって、どこかで歯止めをしなければいけないということから、だんだん里山資本主義のほうに移ってきたんです。

『里山資本主義』は、藻谷さんの独特なリサーチと、東京にいたNHKのプロデューサーの取材による共著です。アメリカのマネー資本主義の取材などをずっとしていたプロデューサーが、広島に飛ばされ、しょうがないからっていうんで広島で村々を歩きはじめたら、とんでもなくすごい人たちが見つかってきた。つまり、そこでもうすでに藻谷さんのいう里山資本主義を実践している人たちがたくさんいて、それを番組にしていった。

その番組の司会者を藻谷さんに頼んだことで、そのプロデューサーと藻谷さんが仲良くなって、二人の共著としてあの本が出たわけです。非常にリアルで説得力があるし、われわれがこれからの日本はどっちを向いたらいいのかを考えたときに、極めて示唆に富んだデータがたくさん載っています。

ただ、最初に言ったように、竜隆さんはそんな本に関係なく自分の経験の中から藻谷さんのいう里山資本主義を選んで、それ体現しようとしているように僕には見えたわけなんです。

自然にオンとオフはない

おのころ……大事なものが何かが不透明で、自分で考えることができなくなっていることが、もしかしたら現代都市生活の一番の病気なのかもしれないと思うことがあります。

山本……テレビに映る自然は全部バーチャルですからね。都会の子どもに「魚の絵を描いて」とお願いすると、切り身の絵を描く。泳いでいる魚を描く子が、今は半分しかいないそうです。

おのころ……は、半分ですか。

山本……「魚の絵を描いて」というと、いわゆる切り身の、お刺身の魚をもう半分の子たちは描く。セミを捕まえられる子だって今は半分以下ですよ。もう、力加減がわからない。ぐちゃっとつぶしちゃうか、そのまま逃がしちゃうか。そういう状況なんです。

おのころ……は、はあ……。

山本……私は救急センターの担当医をすることもあるのですが、お父さんが子どもを連れて「蚊に刺されました」というわけですよ。顔にぽつんと1カ所刺されているんです。お父さんは蚊に刺された経験がないので心配する。若いお父さんが、ほんとに不安になって連れてくるわけです。

おのころ……誰かにはっきり判断してもらわないと安心できない。

山本……そうそう。だから、加減がわからないんですよね。そういう人にあるのはオンとオフだけなのかもしれない。

上野……なるほどね。

山本……自然ってオンとオフじゃありませんから。だんだん日が昇って、だんだん明るくなる。

おのころ……徐々に変わっていくグラデーションでできてますよね。

山本……スイッチで、いきなり電気がつくわけじゃないですから。それだと不自然なんですよ。

おのころ……セミのつかみ方も、つかむ(ON)とつかまない(OFF)しかないということですね。

山本……そうそう。でも、世の中って、こういう近代社会の場合、オンとオフの部分があるのは仕方がないんだけど、そのオンとオフとをたくさん持っていると、だんだん緩和されていくわけ。

おのころ……なるほど相対的になっていくわけですね。

山本……そう。だから、仕事でいうと、いろんななりわいを持っていると、一つことだけをやらなくてもいいし、単純化されていないのでいいんですよね。

おのころ……自分の中の多面性を保つということか……。

山本……だって、そもそも人間は多面性があるんだもの。

おのころ……そうすると自分を相対的に評価できますよね。

山本……そうです。

おのころ……上野さんがおっしゃったマネー資本主義と里山資本主義も一見、二極の対立があるように見えますね。確かにそれはわかりやすい構図ではあるんですけれど、ではその中で、自分はどういう立ち位置をとるかという問題は個人としてあると思うんです。自分は、どのポジションが一番心地いいのかという。

上野……もちろんそうです。

おのころ……どっちを選ぶのではなくて、どの程度なのか。

上野……実際には二項対立ではないんだよね。「サブシステム」と言っているように、それは、いざっていうときに生き延びる人たちのことを言っているわけなんです。だから、彼はあまりはっきり言わないけれど、正直言って、都会にいて何もできなくて、無残に大量死をしちゃう人は、これはもうしょうがないと見切ったところからはじまっているストーリーなんですよ。

山本……それは、人間の覚悟でしょうね。

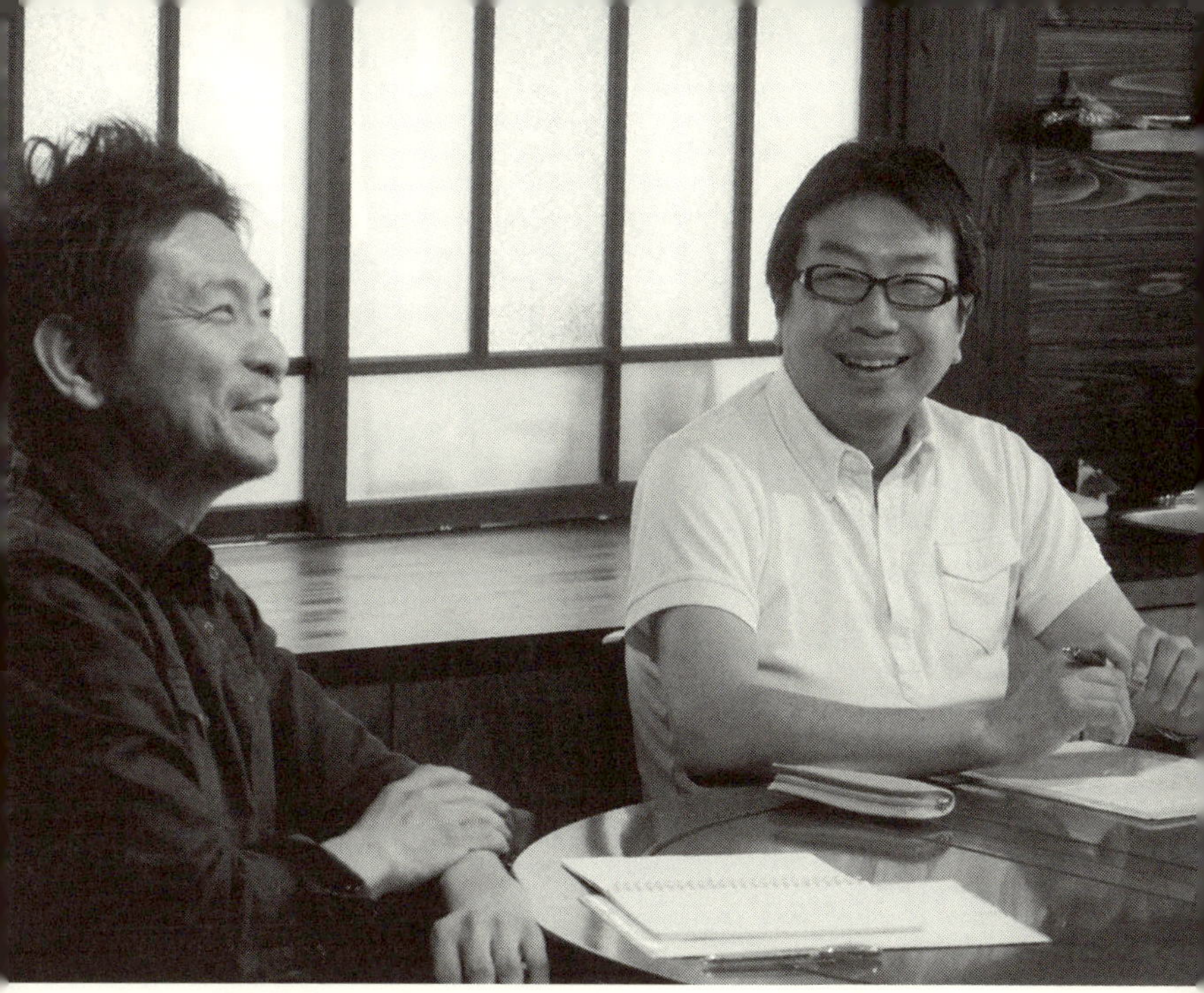

上野……そう。覚悟の問題でもあるんですよ。

山本……昔、戦争のときに疎開したわけじゃないですか。それはそこに食料があったり、水があったからで、日本に今後同じ状況が起きないなんて誰も言えないし、僕自身はいつか何らかのかたちで起きると思うんです。

おのころ……なるほど、疎開っていうのは、サブシステムだったんですね。

上野……だから、一人が里山資本主義とマネー資本主義の両方をこなしていいということです。現にいるわけですよね。自家用飛行機に乗ってあちこち飛び回っている人が、一方で山の中でこういう生活を実現している。

おのころ……すごい。

上野……それも一つのモデルの在り方ですよね。

おのころ……僕、ここ最近ずっと疑問だったのが、いわゆる代替医療と現代医学との関係なんです。これももう、代替医療と現代医学を二項対立で見ていたらだめだということですよね。

上野……そうですね。

おのころ……だから、それをどう選ぶかという個人の覚悟。そのほうがはるかに大切ということになる。これも同じことなんですね。

上野……同じことです。

おのころ……マネー資本主義と里山資本主義。今、主流なのはマネー資本主義なのかもしれないけど、それに取って代わるっていうんじゃなく、里山資本主義を上手にサブシステムとして働かせるだけの知恵と工夫が必要だということ。

上野……そうだと思いますね。

山本……そうやっていくのが普通なんだと思っていることが大事だと思うんですよね。臨機応変にうまくやっていくのが本来の姿で、それは医療だけでなくて仕事もそうだし、社会の中での自分の立ち位置もそうだという気がする。

おのころ……なるほど。ただ、僕らはどうしてもわかりやすいものを求めてしまいますよね。「アンチ」があるように、現代医学を否定すれば代替医療が正当性を得られるみたいな形で、どっちかを否定してしまってぶつかり合い、対立を起こしてしまう。

上野……それは、歴史的に見てだめだと思いますね。オルタナティブとよくいうけれど、それはもともと交流するものであって、こっちはだめだからこっちがオルタナティブだという、それこそオンとオフのような直線的なものじゃないんです。

おのころ……ああ、オルタナティブってもともと「交流」を表す言葉だったんですね。

上野……ええ。交代しながら流動的に、ダイナミックに、動的平衡を保ちながら動いていくことなんです。で、あくまでそこにあるのは、やっぱり生き残る、サバイブする意志だと思うんですよ。そういう意志のない人は「残念だけど」という感じですよね。

おのころ……そこは一番の核心かもしれないですね。今、われわれはなんだか骨抜きになっているような気がするんですよ。状況が不利になるたび、「もう、それだったらいいわ」ってあきらめちゃう人が増えている。それでも生き抜くっていう覚悟がない。

山本……そうですね。たぶん、教育の問題も大きいんじゃないでしょうか。たとえば日本の算数では、「1＋（　）＝10」で、「答えは何ですか」っていう質問をするわけです。ヨーロッパでは、「（　）＋（　）＝10」で「答えは何ですか」と聞く。だから、「5＋5」でもいいし「1＋9」でもいい。

上野……なるほどね。

山本……両方いい。それで、ディスカッションさせるんですね。

おのころ……面白いですね。

山本……日本だと、「一つの答えを選べ」というものばっかりじゃないですか。すごく言い方は悪いですけれど、優秀な奴隷をつくるにはいいシステムなんですよ。

おのころ……優秀な奴隷？

山本……そう。そして、大人になったら、従順な消費者になるってことなんです。

おのころ……うう……確かに従順ですよね。

山本……従順ですよ。だから、そういうふうにならないで、ほんとうは自分はどうなのって考えてほしい。その結果、都市に住もうが田舎に住もうがいいと思うんですよね。

上野……そうですね。

山本……言いなりというか、あまり深く考えない従順な消費者になっちゃうのが、何かのときにばかを見るんじゃないかなっていう気がします。

おのころ……今の医療の選び方というのも、自分の命が生き延びるかどうかっていうよりも、その手前で、損か得かみたいな話になっちゃうことが多い気がします。損をしないような医療の選び方。それはもう、従順な消費者としての刷り込みが背景にあるんですね。従順な消費者って、やっぱり損か得かの感度が高いわけでしょう。だから、損しないようにリスクヘッジしながら上手に誘導されちゃうようなことが起こり、結果ははしかし、命を削ってしまっている、というような。

山本……確かにそうですね。医療って製薬会社を含めた経済活動の一部でもありますから。でも、ほんとうに自分の体のこと、自分の将来のことって考えたときに、やっぱり主体性をもってやっていかないといけない。ところが、いい患者になっちゃうんですね。

おのころ……そう。医療機関にとって〝いい患者〟ということですね。

山本……病気は病院で解決というだけじゃなくて、日頃の生活とかストレスとか、環境の中で出てくるものですよね。

たとえば、学校に行って勉強するだけでなく、地域とか日常生活の中で勉強していくものがたくさんあるわけじゃないですか。
健康も同じで、定期的に人間ドックに行っているから健康なんじゃなくて、日頃の考え方とかライフスタイルとか、そういうことのほうがよっぽど大切です。そのとき、従順な消費者でいいのかという問題が出てくる。

●「自然死」の現場

――山本さんは今日もそうなんですけれど、村で往診をしています。あれは都会の勤務医だとなかなか経験できないことだと思いますが、そこで日々どんなことを感じているのでしょうか。看取りの現場も多いと思いますが。

上野……聞きたいですね。
山本……往診とか在宅診療は特別なことではないですし、地域の小学校・中学校の学校医、保育園の医師や産業医もやっています。だから、往診というよりは、地域ニーズに合わせたことは何でもやるっていう感じですね。その中で、お年寄りが多い地域ですから、当然看取りも出てくるわけです。

そこでまず感じたのは、当たり前のことですが、大学病院だと病名を持って亡くなる方としか接したことがなかったんです。ここではじめていわゆる老衰で亡くなる方と出会った。亡くなっていく過程をずっと見ていくと、老衰ってほんとうに自然な感じなんですね。

死亡診断書って、皆さんはなかなか見ないかもしれないけれど、記入する内容に、事故死なのか、病死なのかというカテゴリーがしっかりあるわけですよ。「老衰」って書く先生も実際にたくさんいらっしゃるけれど、僕は、ほんとうにそういう過程で亡くなる方は「自然死」という言葉が適当だと思う。

おのころ……ああ、素敵ですね。

山本……一応、今の医学では、医者が死を判定するわけで、「心臓も止まって、呼吸も止まって、対光反射もなくなって」なんて言っているけれども、それだけじゃなくて、ほんとうに家族が亡くなったんだっていう認識というのかな、何かそういうことも含めてトータルで自然な感じだったものですから「自然死」と書いているんです。
そういう方々の亡くなり方っていうのは、「おばあちゃん、ありがとね」みたいな感じで、みんな明るい。もちろん悲しみもあるけれど、周りでは玄孫がたくさん走り回っていて。そういうような中で逝く人は幸せだなと思うんです。

上野……ほんとに幸せだね。

山本……こんなに理想的な死ってあるのかって思う感じなんです。
だけれども、そういう経験は核家族だと難しい。みんなが入れ替わりでお手伝いしながら、「大きい声でしゃべらないとわからないよ」と言われた孫が大声をはりあげて、耳が遠いおばあちゃん目を開けたりとか、そういういろんな刺激がある。「おばあちゃんの上に乗っちゃだめだよ」と言っても、子どもが乗っちゃったりとか、そういういろんなことが、すごくいい刺激だと思うんですよ。

おのころ……乗っちゃだめだよかぁ(笑)。

山本……そう。そういう環境で亡くなることは幸せだと思うんです。

上野……素晴らしいですね。

山本……病院だと面会時間はあるわ、人工音はうるさいわ、夜なのに電気を消せないとか、だから、ほんとに雲泥の差なんですね。

上野……雲泥ですね。幸せな死を目撃することが、また幸せですよね。

山本……そう、ほんとにそう思いましたね。

上野……幸せの連鎖ですよ。そして、それは人類史上で見ても、そんなに珍しいことではなくて、どっちかというと、普通のことだったんでしょう。

山本……ほんとにそうですね。

おのころ……逆に今が極めて特殊な状況に置かれているということなんですね。

上野……そのとおりです。その認識が大事だと思うんですよ。歴史上、極めて極端な世界にわれわれは暮らしているという認識が大事だと思います。

これが当たり前だって思い込まされているけれども、その暗示を自分で解き放つ。あるいは誰かに解いてもらわないと、覚悟が定まらないんですよ。覚悟が定まるのは、その暗示が解けたときなんですよ。

山本……そう思いますね。

おのころ……やはりそこに行き着きますね。自分たちが催眠にかかっていることにいかに気づくかということ。治るというのは、実はそんなに難しいことではなくて、催眠が解けたときにはじめて発動するものなのかもしれない。

上野……そうですね。

おのころ……何かに寄りかかったり、催眠の中で生きている限りは発動しない。ぬるま湯で生かされることに慣れすぎてしまって、自ら生きるっていう力を削ぎ落とされているのが現代社会かもしれない……。でも、「さあ、そこでどうするか」ですね。次のセッションでは、そんな話ができればと思います。

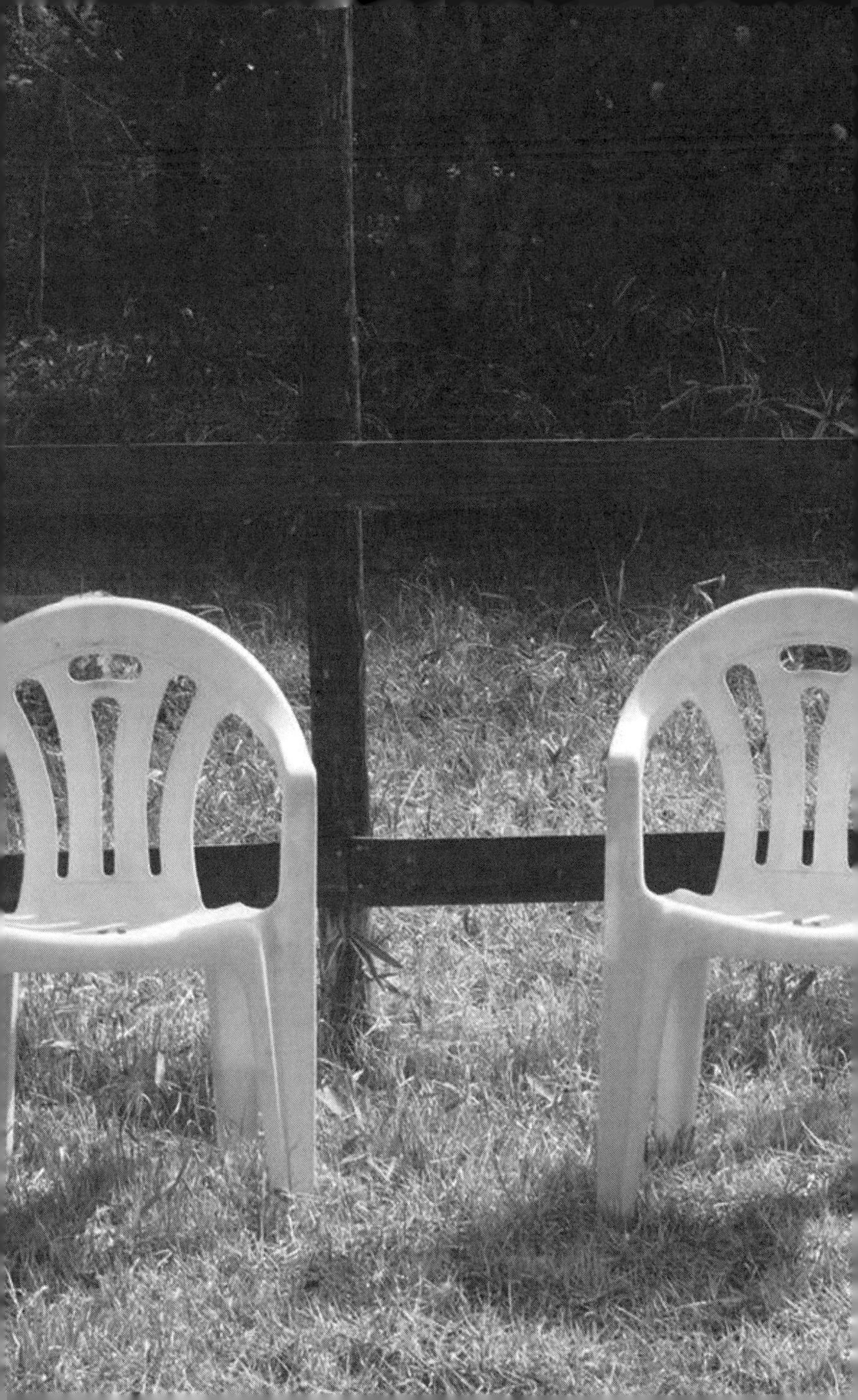

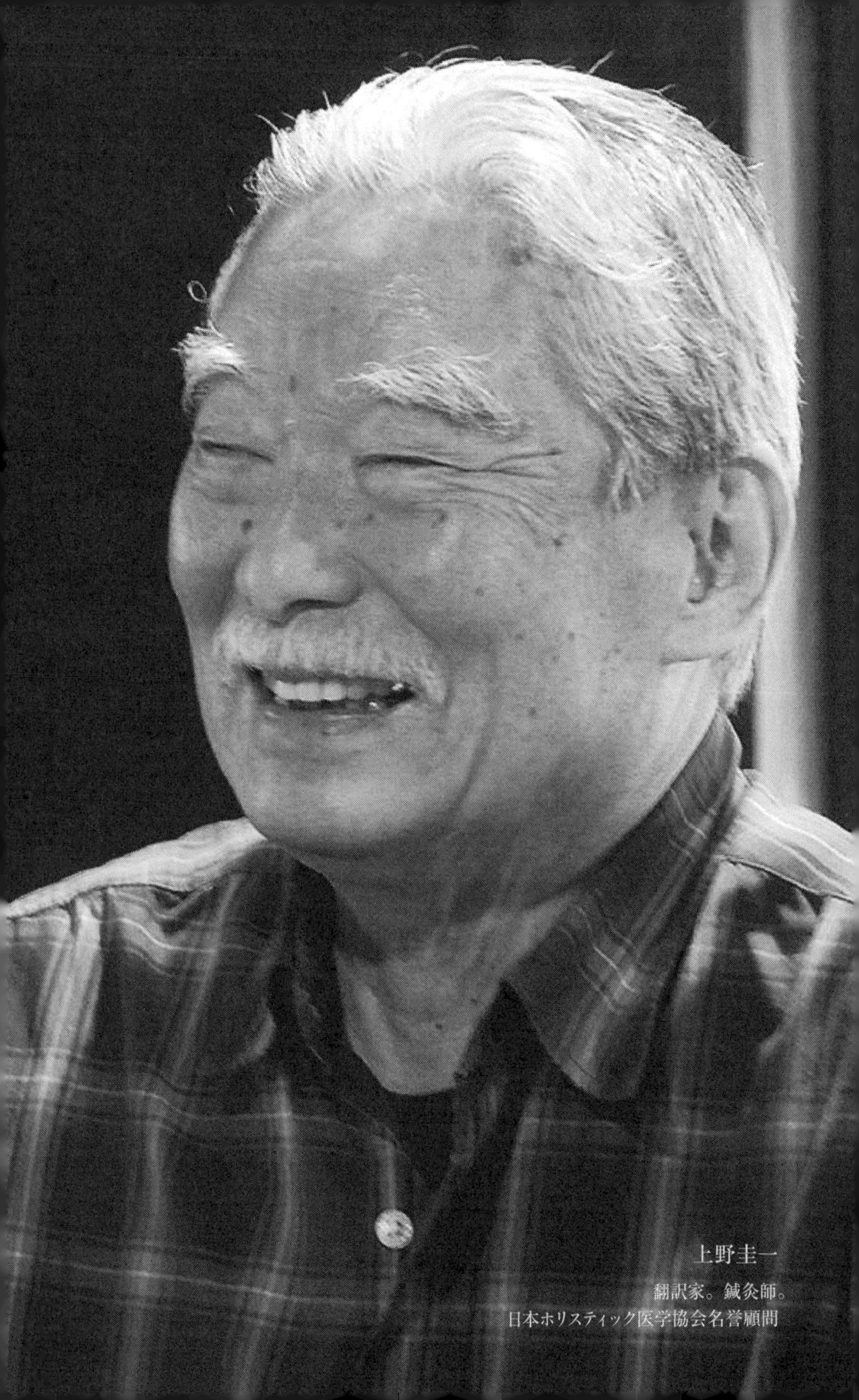

上野圭一

翻訳家。鍼灸師。
日本ホリスティック医学協会名誉顧問

Session 2

「治る」とは何か

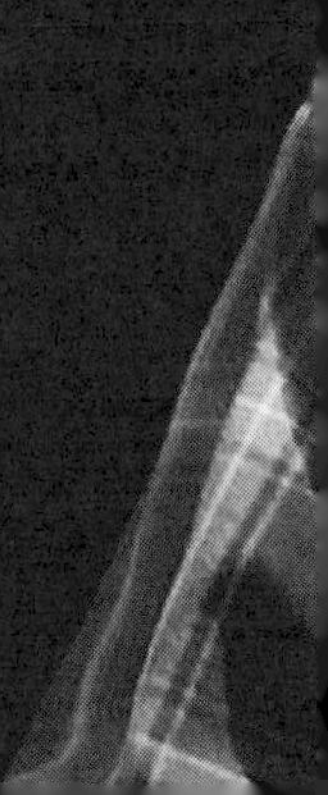

――セッション2は、上野圭一さんのお話からスタートしたいと思います。上野さんは元テレビディレクターで、その後、鍼灸師となり、代替医療やホリスティック医学関連の書籍を中心に翻訳家として活躍されてきました。まず、そもそも治癒とは何か、健康とは何か、そうしことに興味を持ったきっかけからお話いただけますか。

上野……僕は、鍼灸師ではあるんですけど、もともと医療というか、治療家になりたいという願望はほとんどなかったんですね。どっちかというと文学や哲学の分野で育った人間なんです。あるいはアートとかね。

だけど、一方では、自分は子どもの頃、病弱で、学校をよく休んだり、体操の時間だけ教室に一人で残されたりとか、そういう子どもだったんです。けれど、あるときを境にそれを脱したというか、弱い子どもから普通の子ども、もしかして多少強い子どもになったという経験があるんですね。

それは小学校六年生ぐらいのとき、海で溺れたんです。夏休みに父親の郷里である新潟の海で、岩場で遊んでるうちに深みにはまっちゃって。それで、焦り狂って水を飲んでしまって、もがくのをついに諦めたんです。そんな深くはなかったと思うんですけど、すーっと海底に沈んでいった。そのとき、魚とか海藻とか、水の中がすごくきれいなわけですよ。よくあの状況の中でそう感じたなと思うけど、海底の世界に魅せられて、「きれいだな」と思いながら、そこにちょっと横たわっていたらしい。

そうしたら、母親が海面を抜き手を切って泳いでくるのが見えたんですね。今でも不思議ですけど、体は海底にありながら、海の上というか、海面の出来事がはっきり見えたんですよ。一種の体外離脱体験だと思います。

母親は、瀬戸内海で育って、遠泳もやってた人で、水泳はお手のものだったらしく、海底から引き上げてくれて、死ななくて済んだという経験がありまして、そのときから自分は変わった。病弱な子どもから、ちょっと違う感じになってきたんです。

その翌年、中学校に入ったのですが、千代田区立九段中学という創立2年目の新しい学校で、非常に実験的なことをいろいろやっていた。クラブ活動も変わっていて、当時の中学校ではほかになかったと思うけど、登山部というのができたんですよね。高校ぐらいからはそういうのがあるかもしれないけど、中学校、しかも公立中学で登山部というのは珍しかったようです。なぜか僕は、「ああ、登山部なら入ってみたいな」という気になって、それで入ったんですよ。奥多摩とか富士山とか登って。

あるとき、上高地でキャンプをしてたんですね。梓川があって、ちょうど帝国ホテルの脇にテントを張った。当時は、あの辺にテントが張れたんですね。

それで、ヤマメを釣ったりとか、いろいろしていたんですけど、雨が降ってドロドロになったことがあって、そうしたら、みんながその中で泥遊びをはじめたわけ。ぐじゃぐじゃに泥まみれになって。それまでの僕はそういうことが苦手で、泥は嫌だな、あんまり触りたくないなという感じだった。やったことがないから。

それでしばらくは見ていたんですけど、みんながあんまり面白そうなんで、つい釣られて自分も参加してみたら、すごく楽しいわけですよね。生まれてはじめて泥まみれの経験をして。

そのときから、それまですごく神経質で、泥に触るのは嫌だとか、すぐ手を洗うという感じの子どもだったのが変わったんですね。「泥まみれになっても大丈夫なんだ。むしろ楽しぃんだ」と感じた。自然にはじめて生で触れたっていうんですかね。そういう体験が僕の原点の一つだと思います。それからほんとに病気もあんまりしなくなって、自然に普通の子どもになっていったんです。

それと、父親は新潟県の出身なんですが、東京外国語大の中国語を出て、上海大学に留学して、もともとは大阪市立大学で中国語を教えていました。そのとき、僕たち家族は宝塚市に住んでて、宝塚劇場のすぐそばで育ったんですけど、そういう父親の口癖が「人間には自然良能というものがある」でした。けがをしたり、ちょっと病気がちになったときに必ずいうんです。

おのころ……自然良能。いい言葉ですね。

上野……「自然良能というのもあるんだ。だから、多少のけがでじたばたするな。じたばたしなければ自然に治る」といつも言っていた。晩年は、東京の鍼灸学校で教えるようになり、中国語ができるから漢方概論を講義していた。そんなおやじのもとで育ったことが一つあると思います。何となく、自然良能というものがあるんだなと思っていた。当時は、「自然治癒力」っていう言葉がまだ日本語化されてなかった時代ですね。自然良能。これは江戸時代からずっと使われていた自然治癒力をあらわす言葉です。

「自然良能」という言葉が、いつ「自然治癒力」という言葉に変化したのかはだいたいわかっています。カナダに**ウォルター・ブラッドフォード・キャノン**[7]という生理学者がいて、ホメオスタシスを提唱した方ですが、この人が「ナチュラル・ヒーリング」という言葉を使ってるわけですよ。それを訳した人が、「自然良能」ではなくて「自然治癒力」とした。彼の著作がきっかけで、おそらく日本では「自然治癒力」という言葉が広がった。けっこう売れた本なんですよね。

おのころ……翻訳本は『からだの知恵――この不思議なはたらき』というタイトルですね。

上野……そうです。今でも講談社の学術文庫か何かに入ってますね。名著で、いまだに読まれている本ですけど。

7　**ウォルター・ブラッドフォード・キャノン**
1871～1945年。米国の生理学者、医学博士。ハーバード大学教授。生物が体を調整し、一定の状態に保つ機能を有しているという「ホメオスタシス（恒常性維持）概念」を初めて提唱した。

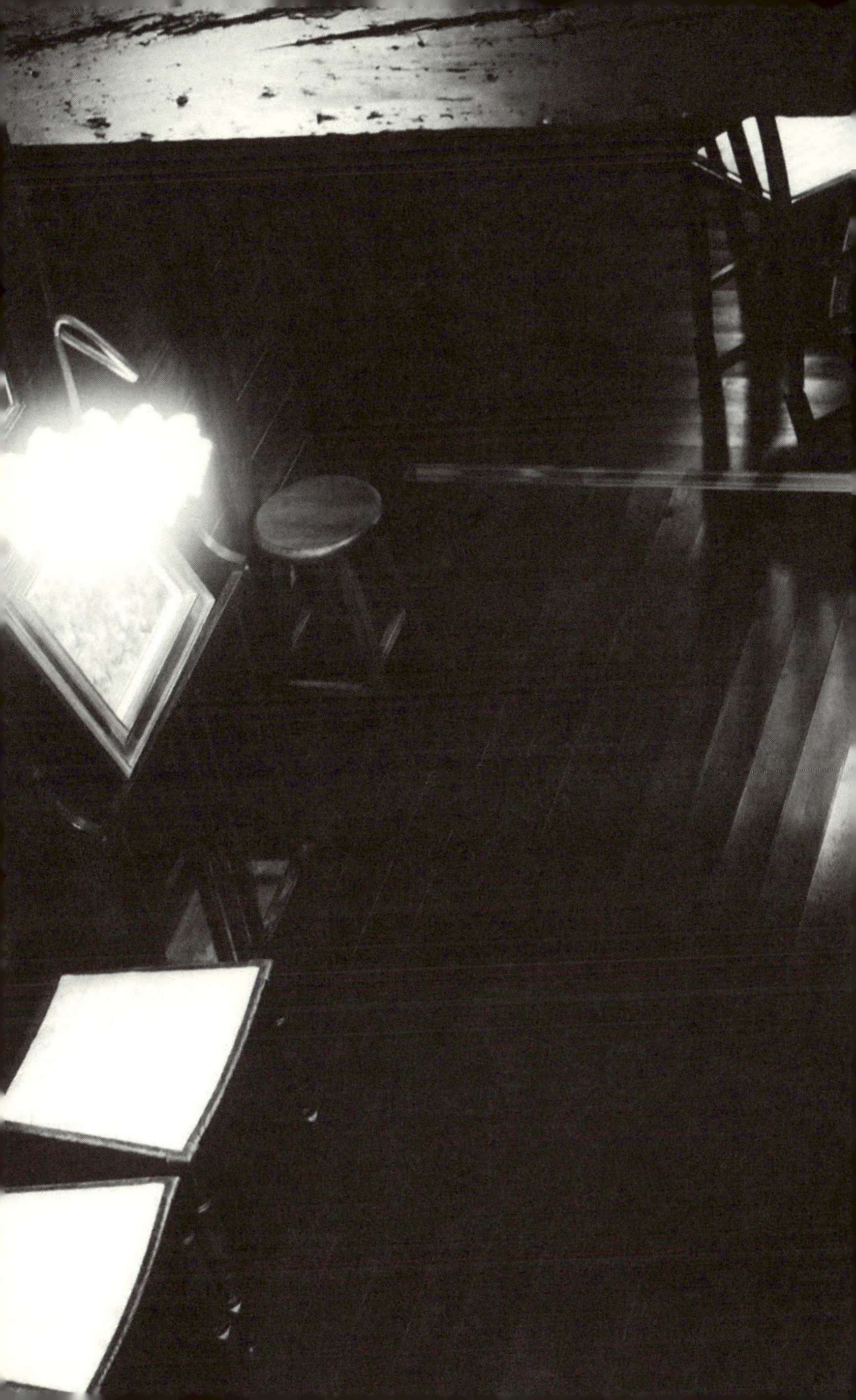

●テレビ局を辞めて渡米

上野……そんなことがあったんですが、僕自身は、相変わらず自分が医療に関係する方向に行くとは全然考えずに、ほかのことをやっていたわけです。

ところが、大学を出て最初に勤めた会社がフジテレビで、ちょっと話が長くなるからやめときますけど、あんまりいい会社じゃなかったんですよね。女性は25歳で定年とかね。あそこはフジサンケイグループで、産経新聞から生まれたテレビ局なんです。

産経新聞とフジテレビは当時、鹿内信隆さんが社長をやっていて、この人は、組合つぶしでとても有名な人なのね。産経新聞に労働組合ができたときに、ものすごく冷酷なことをやって、組合をつぶした経験がある、非常に右翼的な人だったんです。

でも僕はそんなこと全然知らないで入社した。当時、正月に社長挨拶をする生番組があったんですね。それで、社長挨拶のＡＤ（アシスタントディレクター）、いわゆるフロアディレクターというんですが、インカムを付けて、社長に合図を出す役割を新入社員で早々に命じられたんですよ。その時、すごく偉そうな人で、嫌な感じだなと思った。そんなことがあって、社長に対してあんまり好感は持てなかった。

そうこうしてるうちに、ドラマを経て報道のほうに移動して、仕事がちょっと面白くなりかけたときに、どのテレビ局も新聞社も、労働組合が当然あるわけですよ。だけど、フジテレビだけはまだなかったんです。「これはまずいんじゃない。やっぱり組合をつくろう」ということで、何人かの有志が集まった。でも、どこからつくっていいかわからないから、日本新聞労働組合連合とか日本民間放送労働組合連合会という、マスコミ関係の労働組合が集まった組織の助けを借りて、超保守的な企業の中に労働組合を立ち上げるという活動に首を突っ込んだわけなんですよ。

会社じゃ相談できないから、近くの旅館を借り切って、そこをアジトにして誰にも気づかれないように書類を全部つくって、ある日突然、「今日から労働組合をつくりました」とやった。

そしたら、社長は真っ赤な顔して怒り狂って、全社員をスタジオに集めて、「組合は許さん」とか何とか言って、とてつもなくアナクロな演説をぶったわけ。それで、「組合をつくったり、組合に入ったやつは、もう絶対に出世させない」とか何とか、すごいどう喝をするわけ。幼稚なの。

そして、数日後には、社長にごまをする人たちの第二組合ができたんです。あっという間に二つの組合ができちゃって、われわれの第一組合と第二組合のつばぜり合いになって、非常に嫌な雰囲気になってきて、「ああ、これはだめだ。この会社、辞めよう」と思ったんですね。

ほかにもいろいろあったんですけど、それも辞めた理由の一つ。

ところで、僕は高校生ぐらいのときから非常に興味を持っていたのが、アメリカの**ビートジェネレーション**[8]、通称「ビートニク」と呼ばれている人たちだったんです。その人たちは主に詩人ですけど、アメリカの白人ではじめて先住民や黒人のカルチャーに関心を持ち、そういう人たちと付き合い、影響を受けながら詩や小説を書いていた。

8　**ビートジェネレーション**
1950年代の米国で生まれたカウンターカルチャー運動およびその世代。既存の社会体制に抗い、人間性の解放を希求した。文学者のウィリアム・バロウズ（『裸のランチ』）、ジャック・ケルアック（『路上』）、アレン・ギンズバーク（『吠える』）などが有名。

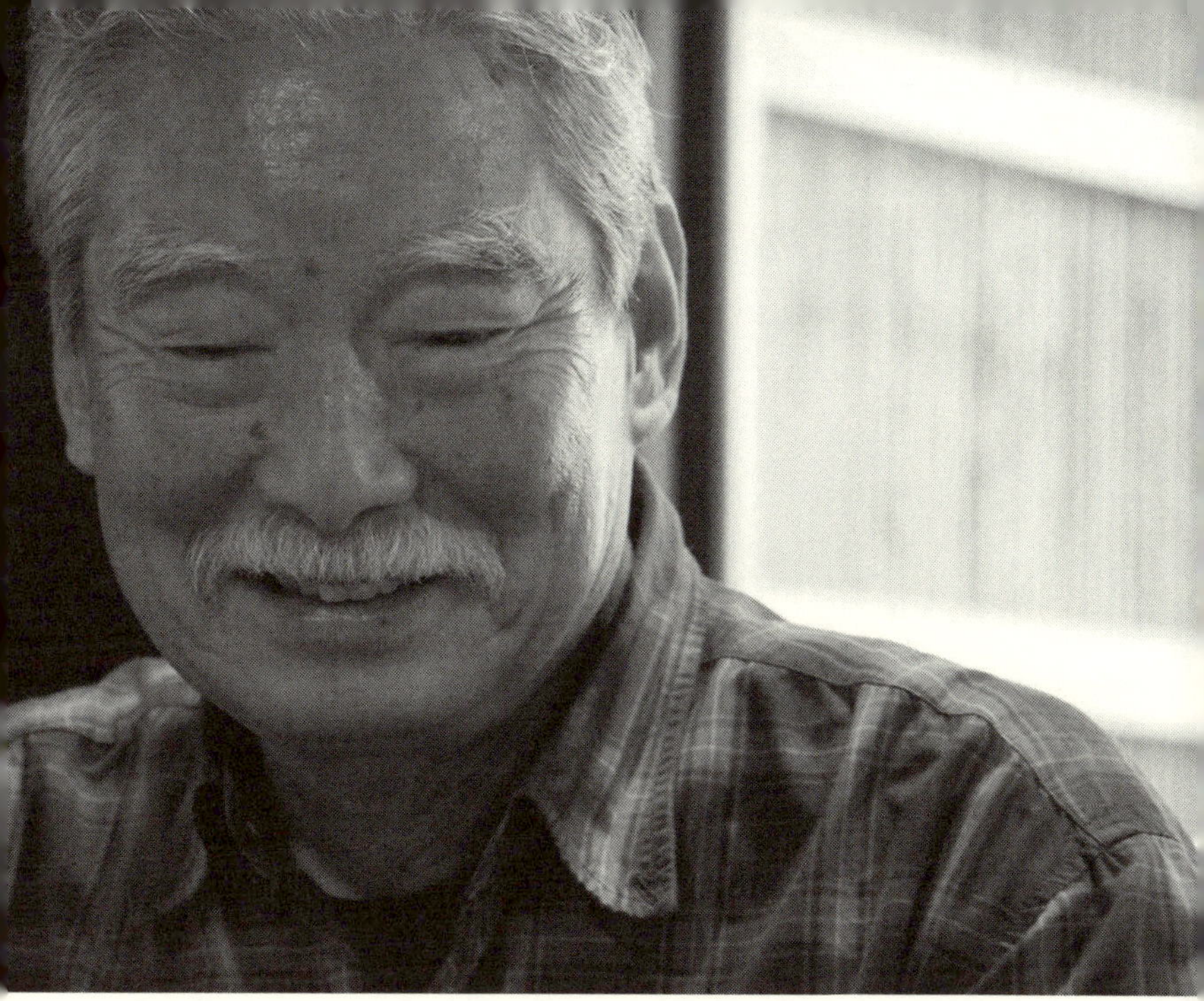

そういうグループがニューヨークやサンフランシスコにできていたんですよね。

当時、ビートニクをいち早く翻訳していた日本の詩人がいました。片桐ユズルさんとか諏訪優さんとか、そういう方々が訳してくれていたので、僕は翻訳でそれを読んで、非常に衝撃を受けたわけです。**アレン・ギンズバーグ**[9]の『吠える』なんていうのが、その代表です。ものすごく影響を受けて、い

9 **アレン・ギンズバーグ**
1926〜1997年。米国の詩人。コロンビア大学卒。ビート・ジェネレーションの代表的存在。代表作『吠える』。

つかこの人たちに会ってみたい、そういう活動に触れてみたいという願望が生まれたんですね。

それで、「ちょうどいいから、じゃあ、もうアメリカに行こう」となった。そのときは、ビートジェネレーションの弟の世代、**ヒッピージェネレーション**[10]の動きが、わーっと雨後のたけのこのようにわき起こってきていた。その中心地であるカリフォルニア州の**バークレー**[11]という大学町に住み着いて、そこで数年過ごしたわけなんです。そのときに一つの経験をしたんですね。

僕よりずっと先にアメリカに来ていた年上の日本人の女性がいて、この人は日本のヒッピーの第1号と言ってもいい強者で、筋金入りのヒッピーだったんです。

東京芸術大学を出てインドとネパールに行って、ネパールのカフェで毎日お茶飲ん

10 **ヒッピージェネレーション**
1960年代後半、米国の若者の間に生まれたムーブメント。ベトナム反戦運動を契機に、既成の制度・価値観を否定し、個人の解放、自然回帰などを訴えた。独自の芸術やファッションは熱狂的に支持され、世界中に広まっていった。

11 **バークレー**
米国カリフォルニア州の都市。カリフォフルニア大学バークレー校のある街としても知られる。1960年代のヒッピームーブメントの発祥地。

でいたら、あるとき、白人で髪を伸ばしてひげがもじゃもじゃで、汚らしい格好したのが急にぞろぞろ来るようになった。「あれは何なの？」みたいなことを言ってたら、アメリカから来た連中で、新しい文化運動をやっていることがわかった。60年代半ばのことです。彼女は、そのヒッピーたちの一人とすぐに意気投合してカナダのコミューンに入って、そこで子どもを産んだ。その後、子どもを連れてコミューンを出て、ヒッチハイクしながらずっとアメリカを旅行して、それで、東部の大きなスピリチュアルなコミューンに入って、みたいなことをやっていたんです。

当時、その人がたまたまバークレーに住んでいて、僕はそこでしばらく下宿していた時期があったんですけど、そのとき旅の疲れもあって風邪をひいて、ちょっと寝込んだんですね。

借りていた部屋で横になっていたら、突然、家じゅうが騒がしくなって、足音や歌声が聞こえて、わーっとすごいにぎやかになってきたんです。その中で一人、ものすごく素晴らしい、エネルギッシュに歌う人の声が聞こえてきて、それを聞いてるうちに「何で自分はこんなところで寝てなきゃいけないんだろう」っていう気分になってきた。何となく立ち上がってズボンをはいて、暗い廊下に出ていって、広間のドアを開けたら、ばーっとまぶしい光の中でヒッピーたちが踊り狂ってるわけ。ドラッグか何かやって、わーっとすごい勢いで。その中で、シンガーがものすごくいい声で歌っていた。

ふだん、僕の性格上、そういう場に接したときにはたいてい壁の花というか、ただ見ているだけなんですが、そのときは参加せずにいられないっていうか、あまりに楽しそうなので、そこに加わりたくなった。ちょうど中学生のときの泥遊びと同じで、飛び込んでいって、踊ったこともない踊りを一緒にして、足をはね上げたりなんかしてたわけですよ。

さっきまで熱があって喉が痛くて、自分のパターンだと2、3日寝て汗を出せば治るっていう、そういう程度の風邪だったんですけど、それがダンスをやって数時間経ったらすっかり治っていたんですよ。平熱になって、体のだるさとか喉の痛みもぜんぶとれて、わずか数時間で風邪が治っちゃったんですね。これは何だろうという、それが治癒というものに目覚めた最初でした。

●治癒の現場とドラッグ体験

上野……そのあと興味を持って、治癒の現場をいろいろ取材したりしました。メディアからの依頼ではなく、自分で勝手にしてたんですけど、その都度、医学以外の方法で人が短時間で治る現場に立ち会いました。たとえば、フィリピンの心霊手術や、あるいは韓国の信仰治療という、スピリチュアルヒーリングみたいなものとか。

キム・ケイカという、日本にも、ときどき横浜の韓国人コミュニティなんかに来る治療家がいて、ものすごくパワフルで小柄な女性なんですけど、歌を歌って踊り狂いながら一人ひとり患者をステージに上げる。みんな重篤な患者なんですよ。ウミがだらだら流れて全然歩けないとか、見るからにひどい状態の人が並んで順番を待ってるわけです。その一人ひとりをステージに上げて、歌を歌いながら踊りまわって、あるタイミングで患者の患部をばーんとたたいたり、爪を立てたりしてるうちに、悪いものと称する物体がバッと出るんです。血だらけになって、「これが悪さをしてたんだ」みたいなことを言って。血が出たり、ウミが出たり、助手がそれをバケツで受けながら床が血だらけになったり、すさまじいステージなんですよ。

それで、何人かの人はほんとうによくなる。歩けなかった人が最後に走り出すのを目撃して「何なんだ、これは」って。そして、人間の治る力っていうものにさらに興味を持った。

そののちに日本に帰ってから、アンドルー・ワイルの本を訳す機会があったんですね。僕がアメリカへ行った年に、ちょうどワイルのはじめての本『ナチュラル・マインド——ドラッグと意識にたいする新しい見方』(草思社)という本が出て、一般社会ではそれほど売れませんでしたが、ヒッピーコミュニティではベストセラーだったんです。

これはマリファナの本なんですね。マリファナを吸った人の意識がテーマです。彼は二重盲検法という、サイエンティフィックな手法を活用する研究機関にいたんですが、その経験を生かして、人がドラッグによって意識が変容するとはどういうことなのかを突き詰めて本にしたわけです。

結論を一言で言えば、別にマリファナそのものが悪いとかいいという問題では全くないという話です。ドラッグを使って意識を変容させた人の心のセットとセッティングが重要になる。つまり、マリファナなりLSD[12]なりに対する期待感、つまりセットがあって、「これをやるときっといいことが起こるぞ」って思うのか、「これをやったら犯罪になるんじゃないか」「捕まるんじゃないか」と思うか。どちらの心の状態なのかで意識の変容がまるで違う。

また、それを摂取する環境がどうセッティングされているか。信頼できる人とリラックスして、ほんとうに心を開いてできる状態なのか、それとも、どっかに隠れてこそこそとやっているのかで結果が全然違う。同じものを同じ量摂取しても、天国に行く人もいれば、地獄に落ちる人もいる。それは全部、薬のせいじゃなくて、その人のマインドセッティングの問題だということを明らかにした本なんです。だから、当然、ヒッピーの連中には必読書みたいなものですけれど、それがワイルの最初の本です。

12　LSD
化学者アルバート・ホフマンによって合成された幻覚剤。強い幻覚作用を持つ。

ワイルが、なぜそんな本を最初に書いたかというと、彼がハーバード大学の医学校にいた頃、ちょうどそうしたドラッグがアメリカでものすごく流行していたんですね。彼はある心理学の教授なんかは、ドラッグの人体実験でクビになったりとかしている。ある心理学の教授なんかは、ドラッグの人体実験でクビになったりとかしている。彼は神学部の学生を集めて、一方には強いドラッグを与え、もう一方のグループには全然ドラッグ効果のないビタミンB系のプラシーボ、ちょっと体がカーッとするようなものを与えて、どちらにもドラッグを与えたように暗示をかける。そういう実験をやっていたんです。すると、プラシーボを与えた被験者はほとんど変化がなかったのですが、ドラッグを与えたグループは、神学を勉強している学生だから余計にそうなんでしょうけど、強烈に効いて「神を見た」というような体験をする。ワイルはそういう実験の手伝いをしたことがあったものですから、のちに、それをまとめたっていうことですね。

おのころ……ＬＳＤが合法な時代があったんですか。

上野……もちろんそうです。僕がいた頃は、いろいろ合法だったんですよ。だから、全然罪悪感なく僕らはやってたんですよ。

おのころ……ああ、何だか自由な時代だったんですね。

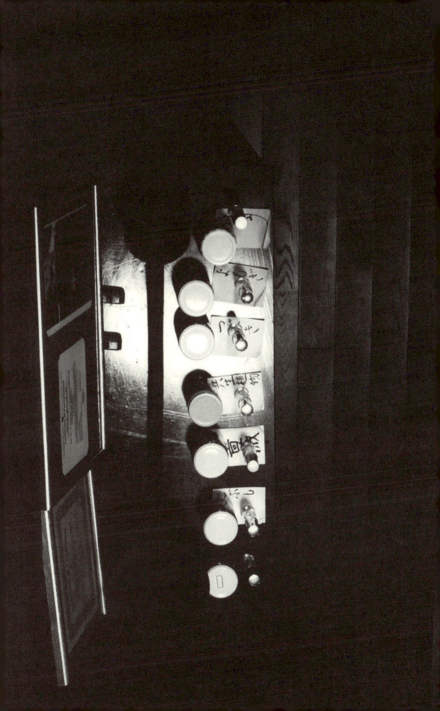

上野……そうですね。それでその後、僕はアメリカから日本に帰ってきて、やることもないから翻訳でもやるかっていうことで、仲間と一緒に「C&Fコミュニケーションズ」というグループをつくった。たまたまいろんな関心領域を持つ連中が集まったから、みんな自分の好きな領域の翻訳をすることにした。僕は主にホリスティック医療、代替医療の翻訳を担当することではじめたんです。

このとき、『人はなぜ治るのか——現代医学と代替医学にみる治癒と健康のメカニズム』（日本教文社）というワイルの本をはじめて訳したんですね。これは出版社から翻訳のオファーが来て、「ああ、あのワイルだ。『ナチュラル・マインド』のワイルの本が来た」って興奮して、一晩で読んじゃって「これは絶対やらせてもらいます」みたいな感じで翻訳したわけなんですけど。

翻訳をする中で、僕は目からうろこが落ちるとはこのことかと思う経験をしました。間違えるといけないので、正確にワイルの言葉をちょっと読みますけど、ある章で「治癒が起こるのは、生き物だけとは限らない。岩石にも治癒があることは確かだ」と彼は書きはじめてるんですよね。

「岩石にも治癒が起こるが、岩石の時間のリズムは、人間のリズムに比べてあまりにも遅いので、人間には、その変化が見えないだけだ」。ワイルはアリゾナの砂漠に住んでるんですよ。自宅から遠くのほうに山が見える。その山の一部がブルドーザーか何かで削られていることにある日気がつくわけですよね。地元の土建業者が山の頂上に自分の別荘を建てようとして、森の木を倒して道を造っているのが見えた。

そこでワイルはこう考えたんですね。「今から何百年間にわたって、あの山を定点撮影し、連続写真として見れば、人間の腕にできた引っかき傷と同じように、その傷が小さくなって消えていくのがわかるはずだ。道路の鋭角的な線は、気候と時間の影響で影を潜め、削り取られた部分には植物が再生して、また緑に覆われていくのがわかるだろう。それは、まさに治癒そのものではないだろうか」

もう一つ、こうも言っているんですね。「地球からはるか離れた星が一つ。天文学者が『超新星爆発』と呼んでいる爆発を起こして、その巨大な破片を宇宙に散乱させたとする。すると、その星は、ゆっくりと安定と平衡を取り戻し、傷付いた部分を覆う層が再生して、物質を融合させてはエネルギーに変えるという営みを続けるだろう。それもまた治癒とは言えないだろうか」。僕は、この言葉でまた目からうろこが落ちたんです。

治癒というのは、生き物に特有のもののように思い込んでいたわけなんですよ。イヌを飼っていたから、イヌが治癒することはわかってたし、植物に傷をつけたら治っていくこともわかってたから、動植物には治癒がある。だけど、岩石や星にまで治癒があるとは全く考えてなかった。思考のスケールが全然違っていたっていうことですね。

つまり、彼が発見した治癒というものは、宇宙全体に普遍的な自然現象なんです。放っておいても、そうなってしまう現象。星や岩石が治癒するとの同じように、われわれも治癒する可能性を秘めているという、そこが根本なんです。宇宙のそういう営み、偉大で巨大なエネルギーの営みとか、岩石のすごくゆっくりした目には見えない営み、そういうものと時間の単位は違うけれども、現象としては同じことが、われわれの心と体に起こってるんだっていう気づきが非常に大事なんじゃないかと教えられたわけですね。

次に翻訳しながら学んだことは、ワイルの治癒に対する観察ですね。「生き物を含めて、宇宙に存在するあらゆるものには、何らかの不都合が生じると、取りあえず、使える物質とエネルギーとメカニズムをフルに使って、それに反応し、損傷を補完して平衡状態に戻ろうとする共通の性向があるということ、その性向が治癒の原動力であるということ」という言葉ですね。

治癒現象には三つの側面がある。最初に起こるのは「反応」、次に起こるのは「再生」、そして、最後に起こるのは「適応」。それぞれペースが違うけれど、最終的には適応という現象が起こって治癒していく。もちろん治癒しきれない場合もあり得る。その場合は瘢痕《はんこん》をつくったり、代わりのものでそれを置き換えていくことによって生命維持に貢献している。

つまり、ワイルは愚直に治癒という現象に向き合ってきた。逆に言えば、それまでの医学者は病理学や治療学には熱心に向き合ってきても、治癒そのものの本質についてては本気で考えてこなかったということなんですよ。そういう閉じた社会の中で、彼が治癒について考え続けたっていうところがすごいんじゃないかと思うんですね。

そして、最終的には「治癒系」というものに向き合おうとしている。治癒系というのは彼に言わせると、「神経系とか免疫系とか、全身をつかさどる複雑な系を含んで、その上位にある、それら全体をコントロールしている一番大きな系である。しかし、あまりに複雑であると同時に、それを動かすファクターのほうが、物質的な体だけではなくて、心の持ち方とか、スピリチュアルな影響とか、そういうレベルの影響が含まれているが故に、科学では今のところ解明できてないシステムだ。だけど、それがあることは間違いない。それがなければ、われわれは治るという働きを見ることはない」というわけですね。だから、治癒系を発見して、治癒学という学問をつくっていこうというのが彼の狙いでもあるわけです。

彼がいうには、医学には二つの道がある。病理志向と治癒志向。病理志向というのは、現代医学の道ですね。緻密な病理学をベースにしながら、病気を治療していく。治療学という部分までは来ているんだけど、その治療学を下から支えているはずの治癒学という視点が欠落している。

そのことに気がついて、時間はものすごくかかると思うけれども、そういうものを営々と築いていくための最初の一歩として、星が治るとか、そういうところから書き起こしたんだろうと、僕は見てるんですね。われわれも、そうした彼の信念を受け取って、共有していく必要があるんじゃないかなと思うんです。

●プラシーボと治癒の三大条件

上野……ワイルが言ってる中で、面白いなと思ったものの一つは「活性プラシーボ」という概念です。これも、彼が非常に力点を置いてる考え方です。

プラシーボというのは、さっきもドラッグ実験の話でちょっと触れたように、薬理効果はないんだけども、形状を本物の薬に似せる、そういう不活性成分の薬のことを一般的には「プラシーボ剤」と呼ぶわけです。

医学界ではどちらかというと「プラシーボにすぎない」という扱いをする。たとえば、「鍼治療がなぜ効くかといえば、あれはプラシーボである」とよく調べもしないで軽く言う先生も中にはいるわけです。プラシーボと言ってしまえば、気のせいだみたいな、それに近いぐらいに非常におとしめられているんですよ。

そうではなくて、ワイルは「プラシーボは、人間にとって決定的に大事なことなんだ。プラシーボがあるから病気にならないんだ」とさえ言ってるんですね。あらゆる治療法は、単なるプラシーボではなくて活性プラシーボ、アクティブプラシーボだと。

たとえば、鍼を刺すというのは、刺された患者はやっぱり何かを感じます。「得《とっ》気《き》」と言いますが、奥のほうにジーンと響くような感じとか、いろいろな感覚を持つ。「あ、今、自分は鍼を打たれているんだ」という、その体感と意識がプラシーボ効果のスイッチとして働くわけです。

これは西洋医学の注射でも同じですね。とても効くとされる注射をしてもらうとき、「あ、注射液が自分の体の中に今入っている」と認識するわけですね。そのことがプラシーボを活性化させる。活性成分が注射の中に入ってくるわけですよね。だから、活性成分プラス、その患者が「これは効くかもしれないぞ」と思う心が大事になる。

もともとプラシーボっていうのは、「人を喜ばせる」っていう意味のラテン語なんですよね。だから、喜ばせるための道具であって、別に薬物ではない。喜ばせるとか、肯定的に信じさせるとか、そういうことにすごく大事な役割を帯びているものなんですね。

「全ての治療は活性プラシーボである」というテーゼは、すごく大胆だけど、非常に役に立つんです。というのは、さっき言ったように、プラシーボっていうのは、一般的に医学界では低く見られてるというか、あんまり高い評価がされてないから。

山本……ノイズみたいな扱いですね。

上野……そうそう。ノイズなんですよ。むしろ実験的には邪魔な現象で、何とかプラシーボの作用を消したいと考える。

だいたい、医学界では「プラシーボ効果」というふうに言われてきたんですけど、ワイルは「それは間違いだ。プラシーボ効果ではなくてプラシーボ反応だ。生理学的なことなんだ」というふうに見てるんですね。そこも治癒を考えた場合に、すごく大事なポイントです。

もう一点挙げれば、薬なりセラピーなりが「効く」とよく言いますけど、効くための三大条件というものをワイルは出してるんですよ。これも、やっぱり非常に深いものがあります。プラシーボ反応が効果的に働く三大条件。つまり、それは治療が効くための条件ということにもなるわけです。

1番目は、患者がその治療法の効果を信じていること。心の奥から、無意識のレベルも含めて、「この治療を受けたから大丈夫だ」と思えるかどうか。頭の表層のほうでそう思おうとしても、腹の底では疑ってるとか、よくありますよね。そういう状態じゃなくて、腹の底からそれを信じられるとき。それが1番目。

2番目は、治療家がその治療法の効果を信じていること。これも非常に大事な指摘ですよね。治療家が、その患者にしている治療を「絶対効くんだ」と信念を持ってやっているかどうかによって、効果が変わってくる、効き方が変わってくる。

ワイルはよく「がんはもう治らないと思い込んでる医者には絶対にかかるな」とがん患者に言ってます。がんが治った経験を持ってる、そういうお医者さんが「この方法で、この人もきっと治るぞ」という気持で治療をすること。それが2番目。

3番目は、患者と治療家が互いに信じ合っていること。これは当たり前のようですが、日本の医療の現場を考えれば、医者と患者が信じ合うなんていうのは、なかなか難しいことでもありますよね。でも、それが効くための三つの条件の一つだから、相当大きな必要条件なんですね。効くためには、治療の効果が出るためには、何とかしてお互いに信じ合えるような関係性を築いていくことがすごく大事だっていうことになりますよね。

そして、その三大条件のあとにワイルが紹介してるのが、さらに面白いんです。**ダ**

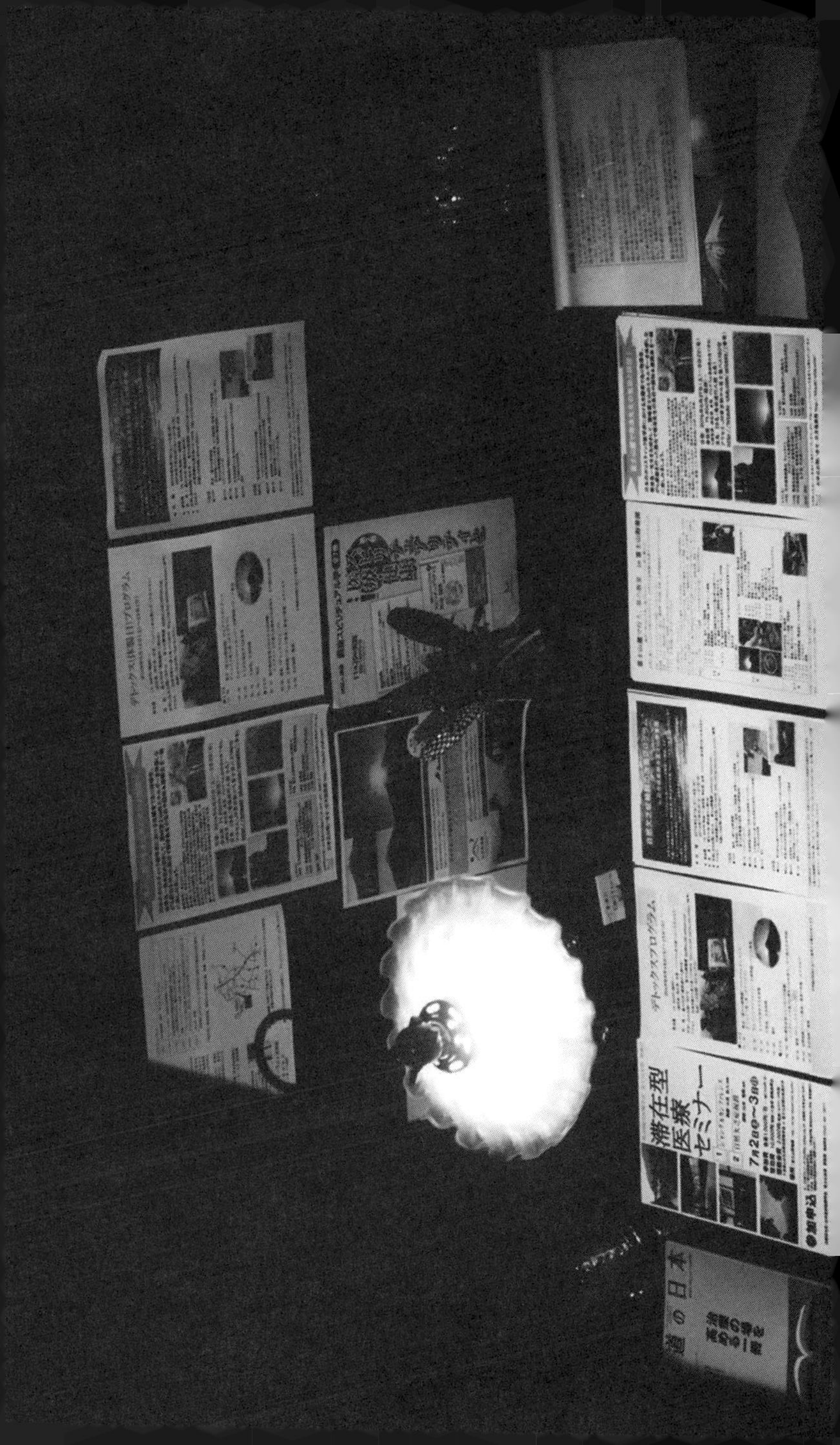
滞在型
医療
セミナー
道の日本

ライ・ラマ14世[13]が指摘する、治療が成功する三大要素というものがあるんですって。これは、ダライ・ラマがハーバード大学医学校で講演したときに、お医者さんたちとの意見交換の場で語ったことだそうですけど、チベット医学における治療の要諦として、次の三つを挙げたっていうんですね。

1番目は患者の信仰。患者がチベット仏教を信仰しているということ。2番目は医師の信仰。医師も信仰を同じくしている。そして、3番目は患者と医師の間のカルマ。これは「カルマ」となっていますけど、ワイルの「信じ合う」と非常に近いものですよね。カルマは、仏教独特の言い回しで、普通は「業」と訳されていますけど、ネガティブなものではなくて、一人ひとりが背負ってる荷物みたいなものですよね。これが相通じるものがあったときに、チベットの療法が効果を生ずるという、大変面白い指摘だと思います。もちろん、ほかにもいろいろありますけど、僕が目からうろこが落ちたというのは、今ご紹介したようないろんな要素、ライフスタイルの問題とか、関係性の問題とか、目に見えない問題がとても大事であるということも含めてなんです。

13 **ダライ・ラマ14世**
1953年生まれ。チベット仏教最高指導者。1989年ノーベル平和賞受賞。

そもそも彼の『人はなぜ治るのか』の原題は「ヘルス・アンド・ヒーリング」なんですね。健康と治癒。健康と治癒をまともに正面に立てた人というのは、アンドルー・ワイルがはじめてだと思います。

われわれは、彼のおかげで自然治癒力というものにより深い理解を得ることができたし、さらに、それを深めていくモチベーションにもなっているんだろうと思います。その意味でもこの鼎談のこのあたりの席にワイルがいてくれたら、と思うわけです。

●場をつくる大切さ

――たとえば、おのころさんなんかも、カウンセリングを長くされていて、今の三大条件のような場づくりをされているかと思うんですが。

おのころ……はい。「場づくり」という意味では、例えば**キネシオロジー**[14]や**Oリング**[15]ってありますが、あれはすごい先生に習って、その先生が横にいたらできるのに、家に帰ったらとたんにできなくなる。不思議ですよね。「できる」と信じて経験も積んでいる先生がそばにいると、そこに「できる場」というものができて、その場に包まれている人もできてしまう。でも一人になると、その場を形成できず、不安の中でやるものだから当たり外れになってしまう。

東大の名誉教授だった清水博先生が立ち上げた「場のアカデミー」という研究会に関わらせてもらったことがあるんです。生命科学者の清水先生が柳生新陰流の当主と対談した本があります（『生命としての場の論理』中公新書）。柳生新陰流とは、江戸幕府のお抱えの剣法ですが、尾張柳生家が本家です。今もまだ続いていて、これがとても強いんですが、その最終的な奥義というのが「無刀取り」なんですね。つまり、戦わず

14　**キネシオロジー**
筋反射テストなどをもとに不調を見つけ、心身のバランスを整える治療法。

15　**Oリング**
医師大村恵昭氏が開発した医療検査法。2本指で輪をつくり、それが開くかどうかで診断する。

して勝つということです。最強とは何かというと、戦わなくてもいい「場」をつくってしまうということなのです。

それでも、いざ戦わなければいけなくなったときには、相手をよく見て、自分と相手とでつくる「場」をコントロールしていく。自分が必ず勝つ場にもっていく。そして、その場の中で最速で自分の剣を振り落とせ、真っすぐ打てと習うんです。だから最初は真っすぐ竹刀を振り落とすことばかりやります。でも、真っすぐ打つってすごく難しいです。自分の体に癖があったり、心のぶれがあったりすると、真っすぐは打てません。

「少しずつ真っすぐ打てるように積み重ねなさい。そして自分がもっとも有効に動ける場をつくりなさい。それさえできれば必ず勝てる」という考え方なんです。

――場をつくる。具体的にはどういうことなんでしょうか？

おのころ……「観の目（強く）、見の目（弱く）」という言葉があります。これは宮本武蔵の言葉なんですけど、全体を見ながら、同時に具体的な個々の事柄も見ていくという目です。

相手をしっかり見ながら、相手と自分の関係を含んだ全体性を感じ、間合いをとっていくのが場をつくるということなんです。僕はこれってカウンセリングに活用できるなと思いました。

カウンセリングって、間合い、タイミングが命です。同じ言葉を言っても、タイミングがずれると、意味をなさなくなることって多々あります。ヒーリングもタイミングを逃すとまったく作用しないことが起こり得る。

だから、間合いというのは、「場」の感受性トレーニングのたまものなんです。治療点を見つける力というか、うまく瞬間を見抜く力をふだんから養っているかどうか。場が起こす治療点は、その場がどのように熟成していくか、それをカウンセラーやセラピストがどう導いていくかにかかっています。

――なるほど。その瞬間、そのタイミングなんですね。上野さんがヒッピーの人たちと踊り狂って、そこに参加して風邪が治ったっていうのは、まさにそのタイミングだった、ということかもしれませんね。

上野……そうですね。そういうことが実際に起こるんですね。

――先ほど、プラシーボについてのお話が出ましたが、医師である山本さんは、これについてはどう感じられますか。

山本……二重盲検法の論文を読むと、だいたい二つの表があって、薬効成分の入っている錠剤と、入ってない錠剤を飲んだ人で比較しているわけです。薬効成分のある薬を飲んだ人も、たとえば1000人のうち900人が効いて、100人が効かなかった。これはわかりますよね。ただ、どの論文でも、全く薬効成分がないにもかかわらず、飲めば何パーセントかの人には必ず効くわけです。血糖値が下がったり、血圧が下がったり。そういうのが出てくる。

上野……現代医学だと、それは困るんですよね。

山本……西洋医学の医者はそれをノイズだと片付けちゃう。でも、何も薬効がないのに、糖尿病が治ったり、血圧が下がったり、ある意味、すごいことじゃないですか。

これをなぜ消すのかということです。先ほど上野さんが話されたようにラテン語の

「喜ばせる」がプラセボの語源だというんですけど、日本と韓国だけ「偽薬」なんですね。

上野……そうです。

山本……偽りの薬なんです。

上野……そう、訳語は「偽薬」。あれは良くないですね。

山本……良くないですよ。医学生はそもそも「偽薬」として教わるから、まさかそこに効果はあるとは考えない。その刷り込みが、とくに日本の医者にはあるような気がする。

上野……一言言いたいのは、翻訳を長くやっていると、政治用語はとくにそうなんですが、この「偽薬」に至るまで、意図的に誤訳する人たちがいるんだね。つまり、支配者というのは、わからないで誤訳しているんじゃなくて、「これをそのまま訳すとまずい」と思ったとき、意図的に誤訳する。権力側が望ましくない影響をもたらすと感じる用語は、あえて誤訳するということは、ほんとにたくさんあるんですよ。たとえば、何とか条約って名前一つにしても、そうなんですね。そのまま訳さないで、政権をとっている政党に有利なニュアンスで訳していく。たぶん、これは明治以来ずっとそうだと思う。だから、訳文には気をつけなきゃいけない。

おのころ……なるほど。すごく重要な点ですね。プラシーボについてですが、川西秀徳とい

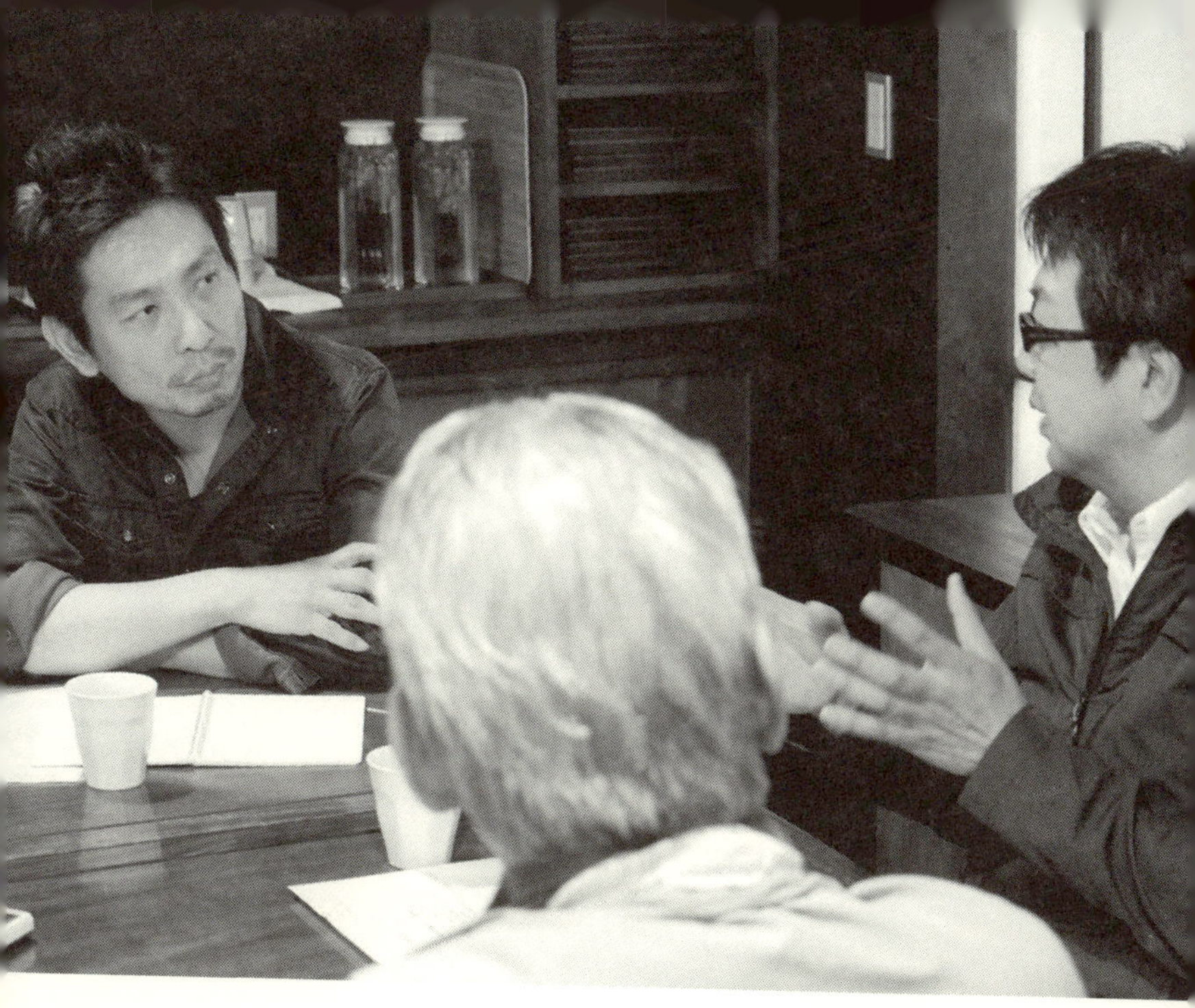

うニュージャージー州立大学の内科教授まで務めた先生がこう話されていました。「いかにプラシーボを引き出すかかが医者にとっての腕の見せどころなんだ」と。

上野……うん、その通りです。

おのころ……川西先生は、「医療現場ではとにかく〝効くこと〟が大事なので、お薬を処方する際も言葉添えをちゃんとやらなきゃいけない。日本の医学教育では、そこが全くできていない。プラシーボも患者さんへの大事な処方箋。これを起こすように何でやらないのか」とおっしゃって、それを聞いてすごくびっくりしたんです。確かに、プラシーボだけで治療できるお医者さんがいたら名医ですよね。

山本……それが一番の本物ですよね。

——プラシーボで、逆に副作用も起こる場合もあるんですか。全然効かないとか。

上野……そういうときは、ノーシーボっていうんですよ。よく効いたときにはプラシーボと言って、悪く出ちゃったらノーシーボ。

山本……今多い医原病も、それが原因の場合があると思いますね。医者がネガティブなことや、八方ふさがりなことをいうと効かなくなる。

上野……いや、ほんとにそうですよ。

●自分の治療法を信じられるか

――山本さんにうかがいますが、自らの治療法を心の底から信じて、自信を持って患者さんに提供するのは、医者として当然の姿と考えてよいのでしょうか。

山本……たとえば、手術で「これをすればほんとに助かるから、今は大変だけど一緒に頑張ろう」という状況は当然あると思います。

でも、今、学会が言ってるから、厚労省が言ってるからという理由で、何か違うなと思いながらも言われるままに処方している医者はたくさんいると思いますね。コレステロールの薬にしても、「こんなに下げなくてもいいんじゃないの」と思いながら、一応、学会指針だからと出し続ける。もっと言えば、そのまま放置して脳梗塞になったら、訴訟の対象になるからとか、そういうことでやっている医者も多いですよね。

接点が診察室の中で、医者と患者しかいない中だけで医療がおこなわれてるわけでしょう。それが何か異様です。地域医療でやっていれば、患者さんとはふだん会ってるし、すれちがってる。その中で、たまたま診察の依頼を受けるわけで、診察室だけで会ってる関係性とは全然違うんですよね。

上野……日本は戦後、アメリカの医学を学んできた。診療の内容だけじゃなくて、そのシステムも学んできました。一方で、いわゆるヨーロッパ、イギリスに代表されるような家庭医のシステムは、ドクターが自分のクリニックの周りに住む何千人かの住民の健康に対して責任を持つ。いわば互いに信じ合えるような関係性をつくるというのが前提条件ですよね。家庭医は明らかに大病院に行かなきゃいけない人はすぐに送り込む。でも、それ以外の人は、患者が直接自分で大病院に行っても受け付けてくれない。家庭医の照会状がないと行けないシステムなんです。こっちのほうが、制度としては絶対いいですよね。日本もそっちへ向けてほしいなと、かねがね思っているんですけど。

山本……日頃から患者さんと接することが多いメリットというのは、たとえば、ふだんの元気なときの状態を知っているということです。

上野……そうですね。

山本……そうすると、「この人、検査数値が正常であっても何かおかしい」っていうのがあるわけです。

上野……それが大事ですね。

山本……でも、ふだんのことがわかってない患者さんは、「この人、こんなものなんじゃないかな」で終わっちゃうことがあるわけですね。

おのころ……病院に来ているときというのは、その患者さんの人生の断片でしかないですもんね。人生のひとコマ。ふつうのお医者さんはその断片だけを相手にしているから、その人のふだんの暮らしは見えませんよね。

僕はパーソナル医療コーディネートという仕事を請け負って、クライアントの依頼にもとづいて、初診などで一緒に病院に付いていくことがあるんです。そのとき、クライアントさんに言うんです。「第一印象がすごく大事です、お医者さんにとっては。しんどそうにしていると、『しんどい人』っていう印象がプリンティングされるから、治るイメージが持てない。『この人は元気だ』と思わせるために、『治る気まんまんです』っていう顔をして行きましょう」と助言するんです。そうしたら、やっぱり微妙なところで違ってくるんですよ。「この人は本来治るべきだ」と初診で無意識レベルにインプリントされるとギリギリのところで差が出たりします。

患者さんって、気を使ってもらおうと思って、必要以上にしんどく振る舞いがちなんですが、お医者さんには、逆にその第一印象が強く刻印されちゃうから、治癒へのイメージ像を持ちにくくなる。

山本……言い方が変なんですけど、僕は治すっていう感覚じゃないんですよね。「この患者さんにとっていい診療環境や場を提供しよう」と考える。できるだけ、その人を明るくしたり判断しやすい状況をつくることにベースを置いてます。だから、薬だって、漢方でも何だっていい。納得できる、腑に落ちる状況が必要なんです。腑に落ちるってことが、僕は大事だと思う。

「検査では正常だけどつらいんです」って、いろんな病院に行って不安が増長されているような人が腑に落ちると、それだけで楽になるケースもある。実際、たくさんいますから。

もちろんケース・バイ・ケースですよ。病気の重篤度など、いろんなことが関係しますが、前向きに治っていくことのお手伝いをするみたいイメージですね。血圧の薬を出すなんて、それは別に誰にでもできる話であって、そうじゃない場づくりというものをいつも意識しています。

繰り返し見た夢

おのころ……以前、僕は山本さんに相談したことがあるんです。僕のクライアントさんのことだったんですけど、腹膜腫瘍という重病で、どこか別のところに腫瘍の原発があって、それが腹膜に飛んできてしまった。でも、その原発がどこかわからない。それで担当医も治療の方針が立てられずに、とりあえず抗がん剤を投与するみたいな状態だったんですね。

その人は、治る気まんまんで僕のところに相談に来たわけですけど、治療方針が立たないのが不安だったんですね。僕もこういう場合、専門的意見をドクターに聞くようにしていて、そのとき山本さんにたずねたんです。そして、これが予想外の展開になっていくんですが……山本さん、いいですか？

山本……はい。私はもともと生まれたときに、先天性筋性斜頸《しゃけい》と言って、首ががっちり固まって自由にならない状態で生まれてきたんですよ。だから、ずっと首が曲がった状態で、病院では手術して筋肉を切らなきゃいけないと言われた。だけど、「1歳児でメスを入れるなんて」となって、マッサージや整体に通って、3歳ぐらいからだんだん治ってきたんです。

手術しなくてよかったなと思います。でも、今でも写真を撮るとちょっと首が傾く癖があって、斜頸の名残があるんです。

それと関連するのですが、小学校のときに私はいつも嫌な夢を見ていたんです。それはヒノキ風呂に入っていて、そこは格子のある立派な風呂場なんですが、背中を流してくれるような女の人が後ろのほうにいる。ものすごく冷たい感じの人なんです。そして、しばらくするといきなり刀を持った侍が入ってきて、ばさっと首を切られる夢なんですよ。

小学校のとき、その夢をずっと見てたんですよ。ほんとにはっきりと。

一方、僕は小学校のとき、相撲大会に出ていたんですが、そのときのしこ名が山本竜隆の「竜」が「勝つ」で竜勝山。10歳のときに祖父が、うちの田舎は和歌山県なんですが、「先祖は戦国時代には城主だったんだよ」と言って城跡に連れてってくれたんです。そこのお城の名前が龍松山（城）だったんですよ。しこ名とほぼ一緒なんだけど、「勝」じゃなくて「松」なんですね。「その城主はどうしたの？」って言ったら、「お風呂場の中で首を切られちゃったんだよ」って。

――え！

山本……そう、ほんとにそうなんですよ。怖くて。でも、その日からその夢を見なくなったんです。

僕は輪廻転生もあると思ってるんです。遺伝子というのは、何かしらの記憶を持ってるような気がしてならないんですね。希少がんという、すごくまれながんがありますね。何でこういう若い人が、いきなりこんなところにがんができるのかと不思議に思う。そういう方っていらっしゃるわけですよ。それって、輪廻転生じゃないけど、過去のこと、ある意味遺伝的なものかもしれないけども、そういうものが関わってるようにしか思えない。でも、そういう人たちは、今の西洋医学では治らないし、原因もわからない。でも、腑に落ちることによって楽になるケースってあるでしょう。「そうか、そういう先祖がいることの運命なんだ」とかね。

前世療法[16]を見てても、フランスに行ったことないおばあちゃんが、ほんとにフランス語を話し出したりするわけですよ。「私の村は何とかで」ってフランス語で話して、そんな村があるのかって調べると、地図に出てたりするわけですね。

そういうものが、表現形として体に何か影響することがあってもおかしくない。そのときに、治せないかもしれないけども、今の自分というのは、そうしたいろんなストーリー、歴史がある中で存在しているもので、それを明確にすることによって精神的に楽になるということもあると思うんです。

おのころ……そのお話を聞いて、僕は先ほどのクライアントさんにも、腹膜の傷（腫瘍）についても「そういう見方もあります。切腹の前世とか」と伝えたんですね。もちろん誰でも彼でも前世療法が当てはまるわけではないので、信頼関係がないと話せないんで

16 **前世療法**
記憶を退行させ、前世までさかのぼることで心身が癒されるとする催眠療法のひとつ。

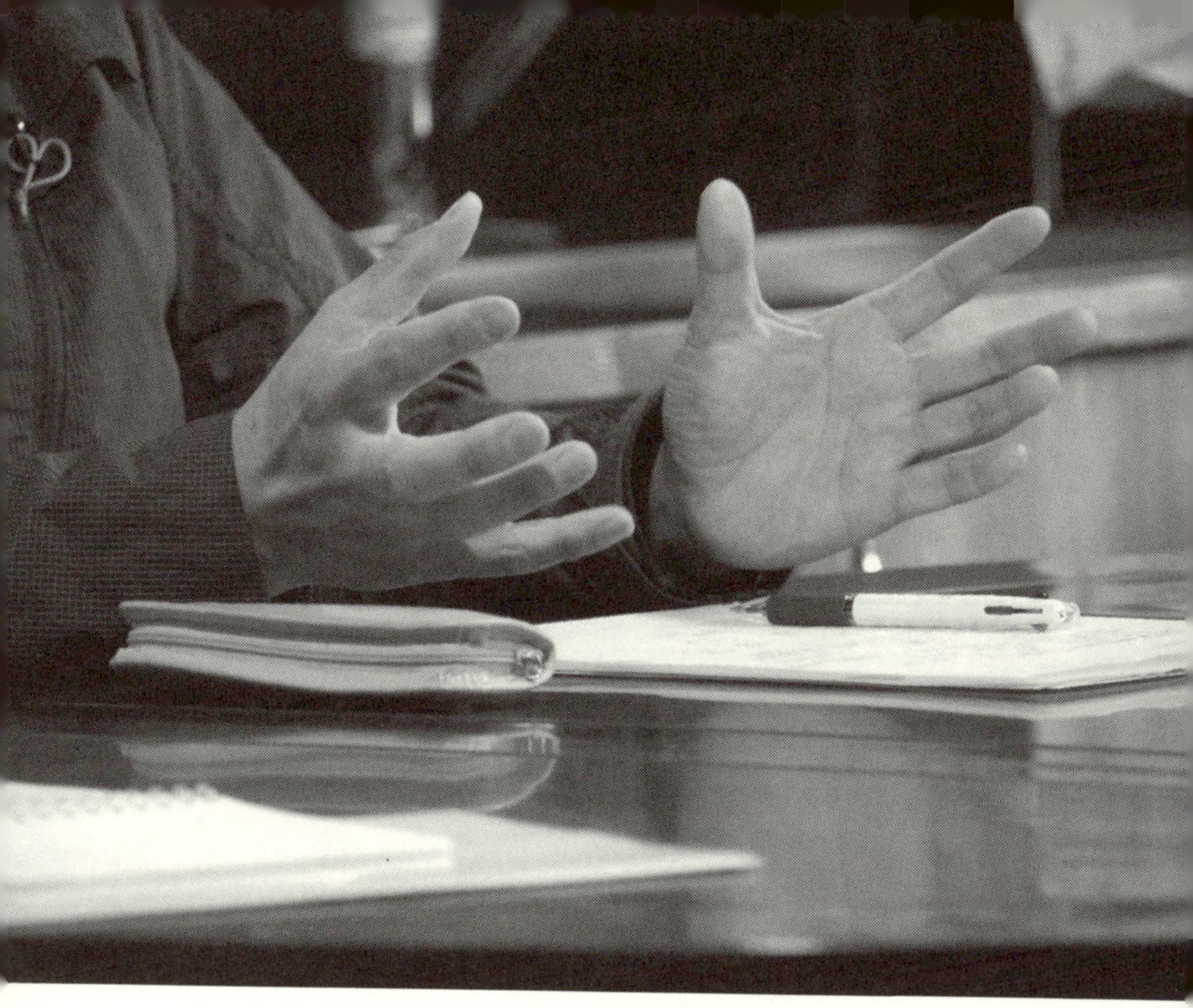

すが、その方の場合ははすごく納得してくれて、「あります、うちの家系でそんな話が」という展開になりました。
腑に落ちるというのは、状況を変える力がありますね。そのあと胆管がんということがはっきりわかって、治療がちゃんと進んだんです。前世など科学的に証明されるのは難しいですけど、それ以上に本人が納得することが優先されるんだと感じました。

山本……そう思うんですよ。大事なんですよね。

おのころ……カウンセリングにおいては一人ひとり、個々の「治るストーリー」に触れることがとても大事だと思うんです。

上野……日本人は、腑に落ちるところまで落としたときに、はじめて「これがベストだったんだな」という実感を持つ。非常に不思議だけど、たんなる納得とはまたちょっとレベルが違うことなんだね。大和言葉まで到達したときに、はじめてものごとの真相が見え、ストーリーが完結するみたいな。そういうことって、すごくあるような気がするんです。

翻訳していていつも思うんだけど、片仮名、音読みの漢字、訓読みの漢字、あるいは漢字を使わないで平仮名を使うとか、日本語はいろんな使い分けをするわけだけど、一番肝心な、ここ一番っていうときはなるべく開く。

――平仮名にする。

上野……そう、平仮名で開いちゃう。瞬間的に読みにくくても、そのほうが、やっぱり腑に落ちるというか、身に入るというか、そういう経験を何度もしているんです。

●完結としての死

おのころ……ふつうなら西洋医学を修めたお医者さんが、患者さんに対してご自身の前世の話をされるって、なかなかできないですよね。

山本……もちろん、関係性が構築できていないと。いきなり言うと、「やっぱり東京から来た医者は変だ」となる。だから、ほんとに関係性ができて、相手もそういう感覚があれば、です。

おのころ……ワイルさんがおっしゃった信頼関係ですよね。患者が治ると信じていて、医者も治ると信じていて、その患者と医者の信頼関係が治療の前提となる。

そしてもう一つ、患者自身が家族との信頼関係ができているかどうかも、すごく大切だと僕は思うんです。

上野……そうですよね。

おのころ……家族というものは見えないところでエネルギー交換をしている。人体においても、肝臓は肝臓だけで生きていけません。それ以前に肝臓のアイデンティティは人体という場の中でこそ生じるもの。ここでも「場」です。

家族という場の中で、またその延長の社会環境という場の中で僕らは常にエネルギー交換にさらされています。そこに偏りが起これば病気という現象になる。

だから逆に、ほんとうに治るときって、関係性の偏りの修正が起こるんです。僕はそのストーリーをつくり込んでいくようなことをやってきました。

山本……基本的には治ろうとしているわけなんですよね。ベースは。それを妨げているものが何なのかってことを見つけてあげる。

おのころ……そうです。僕はカウンセラーとして駆け出しの頃、代替医療、自然療法、あるいは最新の先端医学も選択肢に入れて「治るプログラム」をつくろうとしていました。僕の初期の頃のスタイルは「方法論」でした。ところが、15年前くらいに上野さんにはじめてお会いしたときに、「たとえ代替医療で治っても、人はいつか死ぬからね」とおっしゃった。元も子もないことをいう人だなと当時は思いました（笑）。でも後々わかったことですが、統合医療は生死を超えたところで考えないことには本質を見失

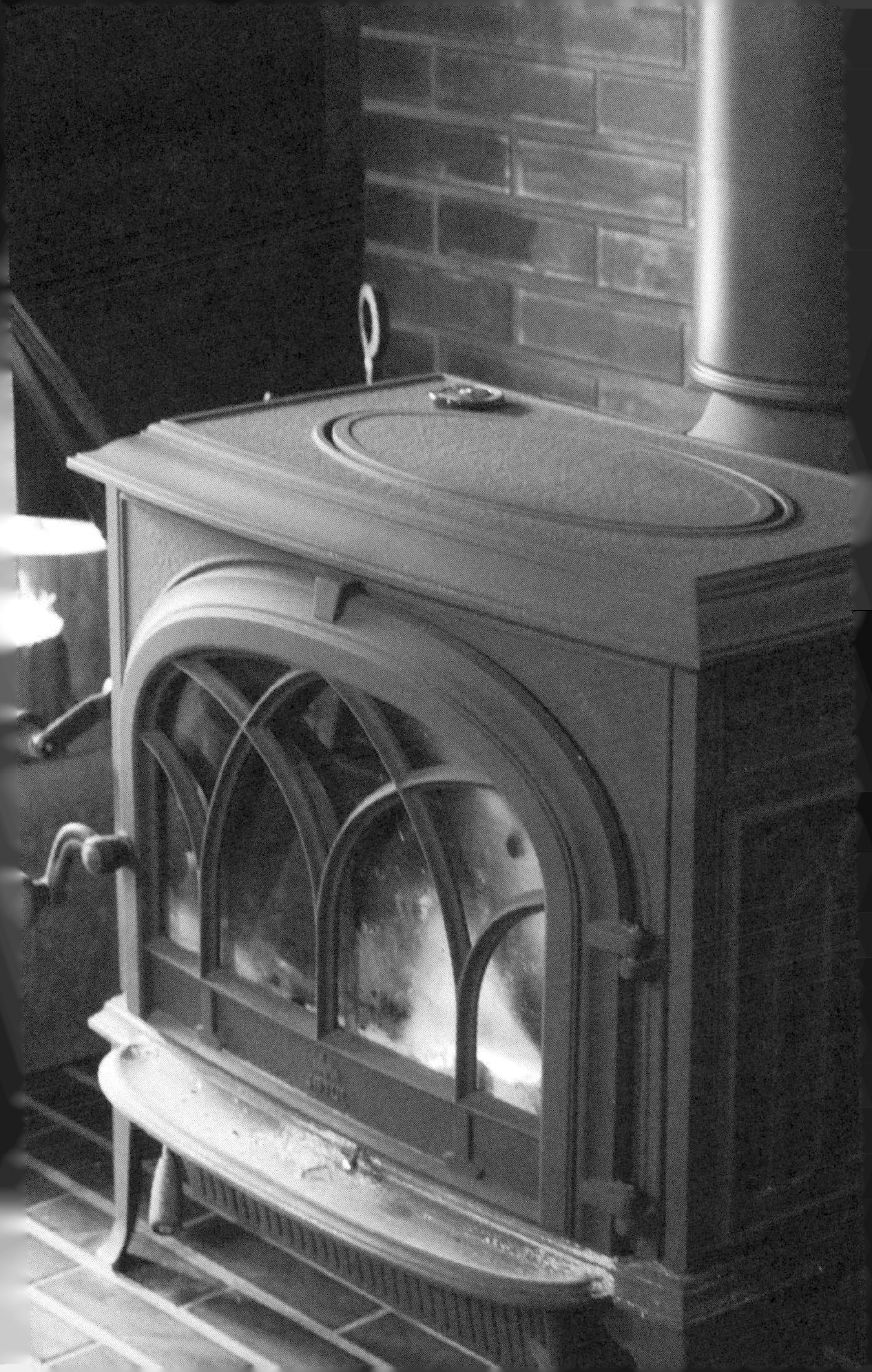

うということです。治る・治らないという二項対立から離れろと。

上野……そうでしょうね。

おのころ……治すことに必死になってどうするのって話です。治すためだけに人生があるわけじゃないと。

山本……治らなくても、腑に落ちればよかったんですね。

上野……そう。だから、自分の最期、死が最終的な治癒の瞬間であれば理想なわけだよね。死の瞬間に、「ああ、これで完結して癒された」って思うとしたら、それはストーリーの素晴らしい完結じゃないですか。

おのころ……はい。そういう考え方が医療者にも患者にも根っこにあればすばらしい。〝奇跡のリンゴ〟を栽培している**木村秋則**[17]さんが言うには、植物を見てると、ほんとうの死に方というのは、種を残して「枯れていく」って言うんですよ。逆に不完全な死に方というのは「腐っていく」。人間も、ひょっとしたらそうかもしれない。薬漬けだと、肉体が腐っちゃう。種を残して、枯れるように孫たちに笑顔を残して死んでいく死に

17 **木村秋則**
1949年生まれ。多くの困難を乗りこえ、不可能と言われた無農薬・無肥料のりんご栽培を初めて成功させた。

方が理想的だね、と。

上野……そうですね。木が枯れるように死ぬ。

山本……要するに、今こういう窓の外の森を見ると、去年、葉っぱだったものがみんな落ちて、それが灌木の林で肥やしになっているわけですよね。枯れるだけじゃなくて、次世代へのサポートまでしているわけです。この死に方っていうのは、死んで終わりじゃなくて、後世の人や子孫に対してプラスになる死に方、枯れ方じゃないですか。植物って素晴らしいなと思うし、自然死のお年寄りを見ると同じように思う。

おのころ……いいですよね。子どもたちに、「寝たきりのおばあちゃんに乗ったらだめだよ」みたいなのって。

山本……そうそう。しかも、昔の建物だと、8畳間が二つとか大きい家があるわけですよ。親戚はもう危ないことを知って家に行く。僕も呼ばれて、行った頃にはもうほんとに息もないんだけど、そのときには40人ぐらい集まって、子どもたちは何だかよくわからず楽しく遊んでいたりする。その中で、僕が看取りをします。亡くなって、ここそこに、みんなの顔があるわけです。その素晴らしさ。「あなたのおかげで、こんなに幸せな人たちが、こんなに元気でいるんですよ」という感じ。

おのころ……ああ、光景を思い浮かべるとじーんとします。人生が完結する感じですね。

山本……すごいことだよね。そう、完結なんですよね。

おのころ……死の、最期の瞬間に、自分の生きた価値がわかる。子どもたち、孫たちの顔がその証拠ですね。死が最高の治癒であると位置付けられたら、人生、悔いなしですね。

山本……そういうことですよ、それは。とてもいい経験させてもらっています。

アフタートーク

今回のトークセッションには「断捨離」提唱者であるやましたひでこ先生をはじめ、多くの聴衆も参加し、セッション後に質問をいただきました。

1　マインドセット

やましたひでこ……おのころさんに一つお聞きしてもいいですか。

おのころ……はい、ありがとうございます。どうぞ。

やました……マインドセットのことなんですが、マインドセットが起きる場づくりを考えたとき、まずは空間を考えるわけですよね。その空間に時間の概念が入ってくる。そして、その空間を共にする人との関係性も入ってくる。

おのころ……そうですね。空間、時間、人間関係。

やました……その三つがそろったときにはじめてマインドセットが起こり得る場だということですよね。

おのころ……はい、そうですね。〝間〟が〝生きている〟ということです。

やました……私自身は、そういう場づくりをどこからアプローチしたら一番やりやすいかと言ったら、やっぱり見える「空間」からなんです。そこから手がけることによって、時間という間をつくることができるし、人間関係も構築していけるというのが私自身の体験です。

それと、さっき「観の目、見の目」とおっしゃったけれど、観の目というのは、空間を俯瞰することになるし、見の目というのは、空間全体を見通すだけじゃなく、空間の中にいる自分自身も見ているという、そういうイメージなんですね。

「俯瞰しながら、見の目で見ろ」というと、自分は引いて見下ろしているイメージなんですが、それはちょっと違って、空間全体を俯瞰したうえで、そこに自分もいるし、相手もいる関係性を見いだすことだと理解したんです。

おのころ……自他非分離ですね。

やました……そうです、そうです。

おのころ……場の哲学では、自他非分離は重要な思想です。たとえば、満員電車に乗るじゃないですか。「何で混んでるんだ」と怒る人もいますけど、その人も混んでる原因だという、その認識です。自他非分離がちゃんとできている人は怒らない。「俺も混んでる原因だ」と思える、その認識。

やました……それって実は「所有」ともつながりますよね。所有するということは、逆に相手から所有されているんです。そういう関係性が常にあるんです。

おのころ……なるほど。

やました……とくに、私の場合は、断捨離で、モノからアプローチをかけるので。このモノを所有していつもりになってるけれど、実は、逆に所有されていて、必要もないのに「捨てられない」と言うんですよね。そうやって思考がだんだん鈍ってきて、全く判断ができなくなる。そういう方がたくさんいます。

所有には、すべからく維持管理がついてくるわけだから、所有とは、実は、お金を払って維持管理の権利を買ったことです。その維持管理の権利を放棄すると、逆に所有されて、こっちがモノにされる。そういうことが起きます。

おのころ……なるほど。勉強になります。それを聞いて思ったんですが体も同じです。体も自分で維持管理をしてないと、結局、体の疲れ具合に心が所有されてしまいます。

上野……憑きものにつかれるの「憑く」は、英語では「ポゼス」って言いますよね。そして「所有」は「ポゼッション」。だから、語源的に訳すと「所有する」は悪魔などが「憑く」と同じになる。所有する対象に憑かれているという意味が隠れてるのかもしれませんね。

2 腑に落ちる

――私は営業の仕事をずっとして、あるとき手のひらにぷくっと血豆ができたんです。放っとけば治るだろうと思ったんですけど、つぶれて血が出ても瘡蓋《かさぶた》にならなくて、２カ月ぐらいずっと治らない。それでアーユルヴェーダの先生に脈診で診てもらったら、「２カ月前に誰かをすごく怒ったでしょう」と言われて「えっ」となったんです。

そういえばめちゃくちゃ腹が立つ人がいて、「これは君の怒りのマグマが手のひらの皮膚からあふれ出てるんだよ」と言われました。私はそのとき確かにすごく怒っていたんですが、仕事があまりに忙しくて、「怒っている暇がない」と自分でふたをしてしまったんですね。でも、その怒りがまだ解消されなくて、血豆から噴火みたいにしょっちゅう血がぶちぶち出ていたんです。それで、「あ、そうか。私は、あの人をこんなに怒っていたのか」と気づいたら、次の日に瘡蓋になって治りました。

だから、3人のお話にあったように、腑に落ちるってすごく重要だなと思いました。ただ、そのタイミングが難しいというか、たとえば、自分が腑に落ちるために、最適な治療家とどうやって出会えばいいのか。何かコツのようなものはあるんでしょうか。

山本……その腑に落ちる場が、カウンセリングかもしれないし、診療所かもしれませんけれど、直感的にできてしまう人はいると思います。

腑に落ちるのは、人と人の関係だけじゃなくて、社会との関係もあるし、自然との関係もあると思うんです。ここに来て、森の中を歩いてもらうことで、何かが腑に落ちることもある。それは、カウンセラーや医者だけじゃないかもしれない。

上野……そのタイミングはカルマなんでしょうけれど、自分でコントロールすることはできないから、待つということしかできないんでしょうね、おそらく。

おのころ……哲学者の**森信三**[18]先生に「一瞬早からず、一瞬遅からず」という言葉があって、出会うべき人には必ず出会いが待っている。でも、準備ができていない人には、たとえすごい人が目の前にいても意味が生じないと言うんですね。

やました……「人間は一生のうちに会うべき人には必ず会える。しかも、一瞬早すぎず、一瞬遅すぎないときに」。その次の言葉に、「しかし、内に求める心なくば、眼前にその人ありといえども縁は生じず」というのがあるんです。その準備とは何かっていう話ですよね。

私自身は、詰まりを取ることだと思っているんです。詰まりがあったら、どんな流れでもよどんでいくわけだから、私自身は家の詰まりを取ることからはじめて、思考、感覚、感性の詰まりを取る。

そうするとさまざまなものが流れ出すし、出会いも流れによって運ばれてくると考えています。そういうマインドセットを日常的に繰り返し繰り返しやる。すると思考、感覚、感性も磨かれて出会いが眼前にやってくるし、眼前の人がその出会いだと理解できるようになるんだと

18 **森信三**
1896年〜1992年。哲学者。元神戸大学教授。京大で西田幾多郎に師事。東西文化の融合を目指し「全一学」を提唱。

思います。

おのころ……確かに、出会いとは「流れ」だと言えると思います。僕らの体の流れには、血液やリンパ液などがありますが、一番コントロールできる流れというのは呼吸です。気の流れですね。でも、呼吸は意識してやらない限り、上澄みの浅い呼吸を同じようなパターンでやっている。だから僕は「まず呼吸を変えてください」と言いますね。要は「新しい出会いを生じさせるために、あなたがふだんやらないような呼吸をしてください」と。

呼吸って、英語では語源が「スピリット」です。インスピレーションも「スピリットが入ってくる」という意味です。だからそれが下りてくるときって、呼吸が変わるときなんです。出会いのインスピレーションを感じるときも、呼吸が変わっているんですね。

3 治りたくない人

――薬やセラピーが効くための三要件というお話がありました。一つ目が患者が治療法を信じて

いること、二つ目が治療家がその効果を信じていること、三つ目が患者と治療家が互いに信じ合うこと。私自身もカウンセラーをしていて、病気が治るメリットと治らないメリットがあって、無意識のうちに治らないメリットを意識しているクライアントも多いと感じています。

先生方は、表面的には治りたいと言って、でも潜在的に治りたくないと思っている患者さんに対して、どんなアプローチをされているのかを教えていただけますか。

山本……治りたくないと思っている方も、一人ひとり背景や重さが全部違いますから、人によってはタイミングが来るまでそのままにして流す場合もあるし、環境を変えてたとえば森の中を一緒に歩いてみたり、ほんとにケース・バイ・ケースですね。そもそも僕が関わってふさわしいのかも含め、悩みますよね。難しいです。

上野……治りたくないという人は少なくないと思うんですよね。でも、ちょっと話を聞いてみると、自己処罰している人が多いですよね。自分が許せない。だから、許せない人は、許してもらわなきゃいけないわけだから、やっぱりまずは緩める。その人が緩むこと。何でもいいから徹底的に緩む方向に効果があることをどんどんやってもらう。たとえば呼吸法をするとか温泉に入るとかね。

人はなぜ治るのかっていうのはあるけど、人はなぜ治らなければいけないのかっていう、これも大きな命題です。

おのころ……治りたくない人は、自分でもどうしようもないほどの「抵抗」が生じています。「慣性の法則」で生きていると、今までのものを変えるってほんとうに難しいですから。だから病気のときこそ、日々の選択、決断を毎日どれだけ怠ってきたかが出てしまう。心の底から「自分は治ってよし」のスイッチを押す覚悟って、やっぱり日常の小さな決断の積み重ねがものを言うんです。大きな宿題になってからでは、なかなか難しい。まずは「今日1日、何かを決断してください」というトレーニングからはじめてもらっています。

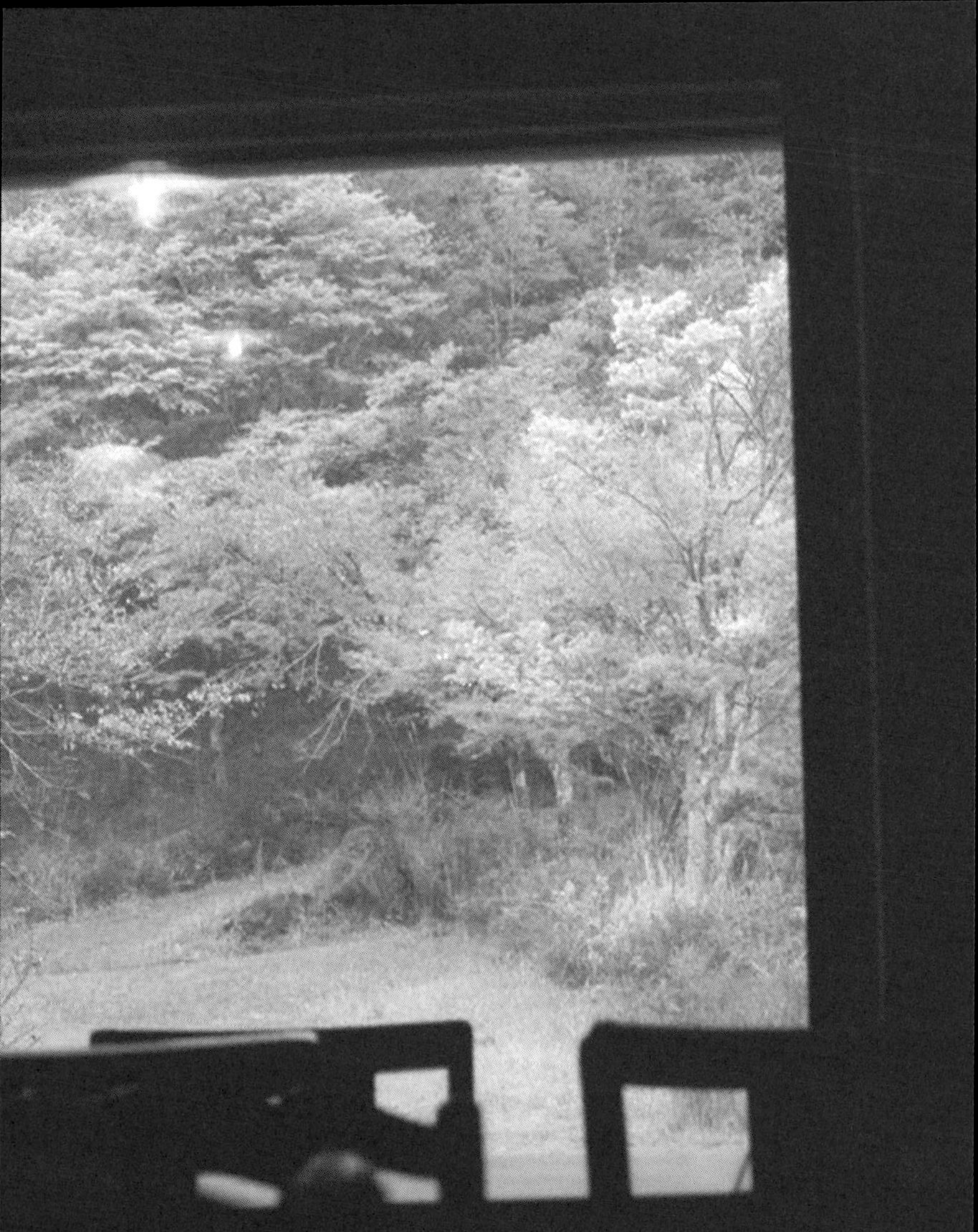

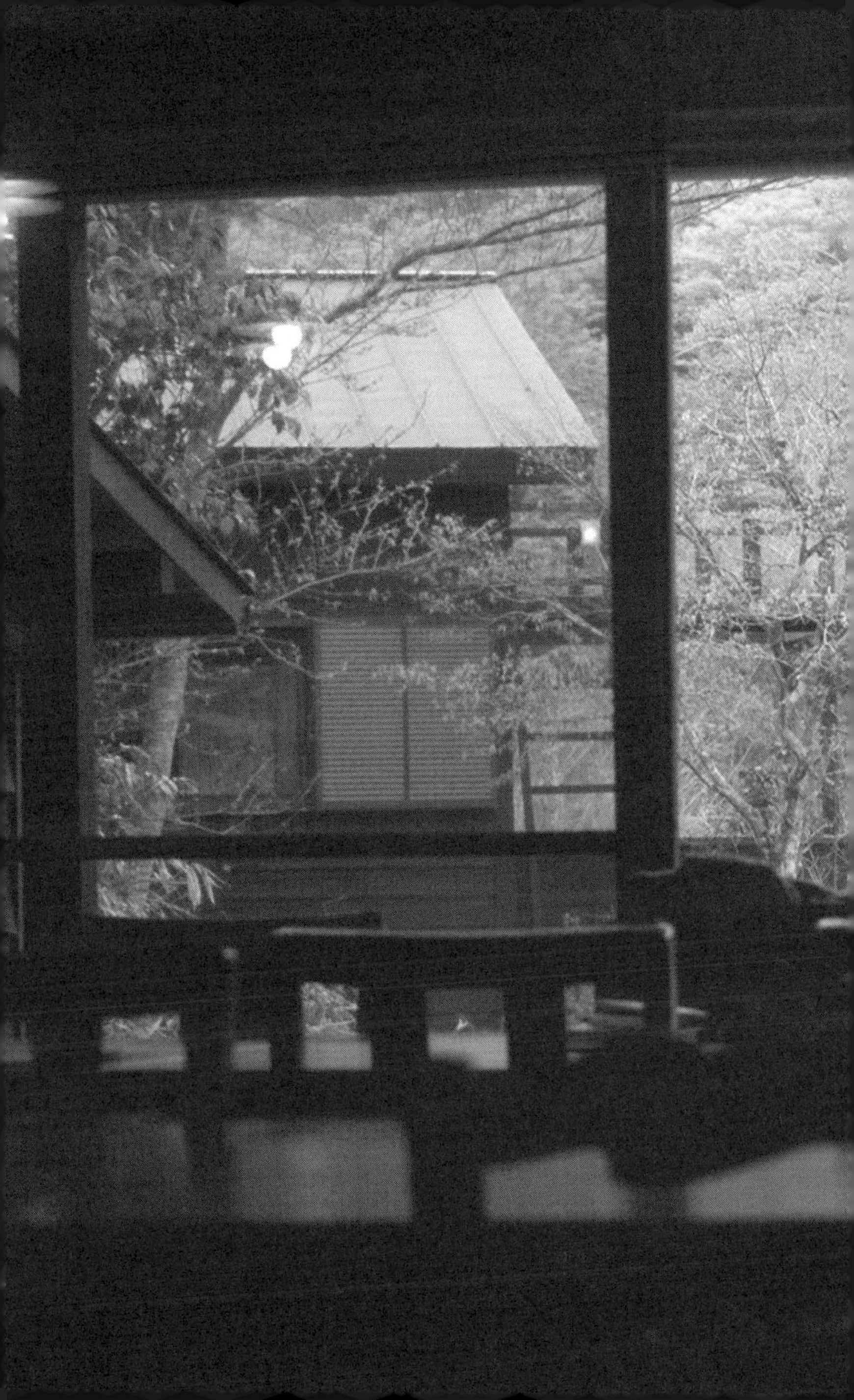

Session 3

患者学

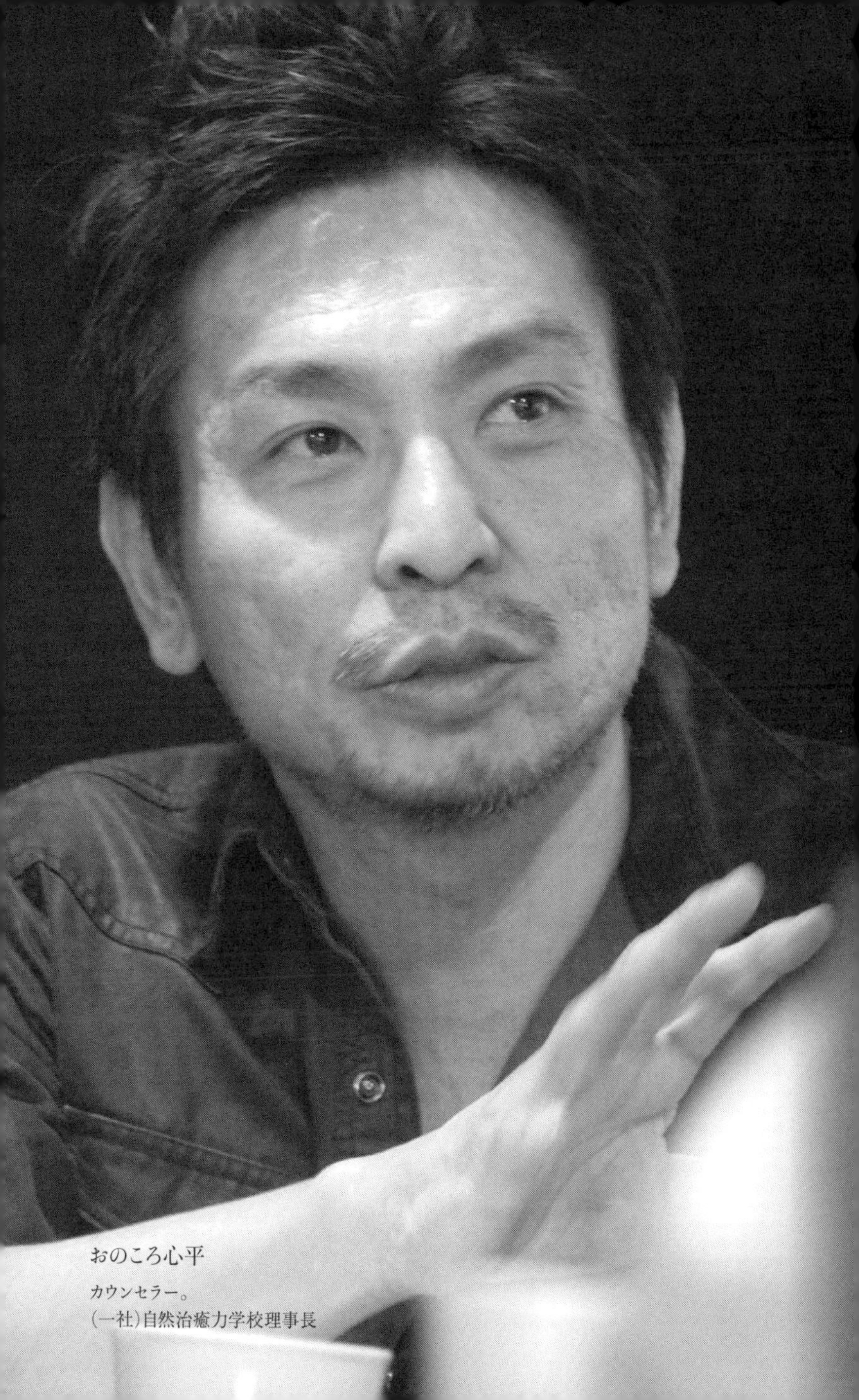

おのころ心平

カウンセラー。
(一社)自然治癒力学校理事長

――セッション3は、おのころさんのお話からスタートしたいと思っています。カウンセラーとして大活躍されているのはみなさんご存知のとおりですが、おのころさんが今に至るきっかけからお話いただけますか。

おのころ……僕は、学生時代、自分は何をやっていいかわからない虚ろな状態を過ごしていました。これは僕の世代にありがちなのかもしれませんけど、「何かをやりたい」という気持ちはあるけれど、実力が伴わなかったり、選択肢があり過ぎて人生の方向が決められなかったりという渦中にいました。

就職氷河期に突入した最初の年だったんですが、何とか就職活動して、立派な就職先に内定をいただいたんですけど、「いや自分の人生、これでいいのかな」っていう気持ちがずっとあって。社会に出るための勉強を全然してなかったなと気づいたので、就職の間までに半年間で100冊ぐらい本を読んだんです。そしたら、その中の一冊、今から思えば運命の本に出会ってしまって、「ああ、これだ」と思ってぐぐっと方向転換して、その本の著者である師匠のところに弟子入りすることになったんです。

でも、さかのぼってみるとその理由は自分の自然治癒体験があったことに気づきました。師匠の本を読んだとき、小さい頃に大きな病気をして、九死に一生を得る体験をしたことを思い出したんです。

――それは、お幾つぐらいのときですか。

おのころ……10歳でした。小学校五年生になる前の春休みでしたね。急性肝炎でしたが、劇症肝炎一歩手前で、相当な命の危機だったとあとから主治医の先生に言われました。それまで僕はサッカー小僧で、小学校一年生の頃からクラブチームに入っていたんです。筋肉も付いていて、小学生なりにいい体をしていたんですけど、入院と同時にどんどん衰えていくわけなんです。今までグラウンドで元気に走り回っていたのに、それがある日を境に入院生活ですから生活が一変しました。なので、今でもどこか僕の心の原風景にあの頃の入院生活があるんです。今の仕事も、その体験が出発点なのかもしれません。当時、絶対安静で、面会謝絶という札を掛けられて、一切、外界と遮断されました。そのうち、まだ見ぬクラスメートから千羽鶴が送られてくるんです。あれは心理的にかなりプレッシャーですね！　千羽鶴なんかが届くと、「ああ、もう長くはないのかな」なんて思ってしまいます。春だったからよかったものの、秋だったら、窓から枯葉がはらはら…。あれと一緒に僕の命も、みたいになっちゃうところでした。入院で隔離されていると、やっぱり心が折れていくというか、心も病人になっちゃいますね。肝臓って、起きあがっちゃったらまずいので、寝てるんですよ。当時、インターフェロンはもちろんインターフェロンフリーもなかったので1日中寝て、栄養も点滴から。腫れている肝臓はとにかく圧力に弱い。食べても圧力だし、立っても圧力なので、復活するまでは寝ているだけみたいな状態だったので、何もできなかった。

それでどんどん痩せ衰えていくんですけど、点滴のせいか何なのかわかりませんが、ときどきバーッとおかしくなっちゃって、「いつまで寝てなきゃいけないの！」って暴れ出す。母親がずっと付き添ってくれたんですけど、「いつ治るんだよ!」みたいな感じで当たってたらしいんですね。あんまり覚えてないですけど、脳がちょっとやられたのかな。いまだにちょっと頭がおかしいのも、そこでやられちゃったせいなのかも(笑)。

そんな経験をする中で、どう言うんでしょう、生と死というものを真剣に小学生なりに考えて、自分が死ぬことよりも死んだことによって母親や父親がどういう人生を送っちゃうんだろうとか、弟にどんな影響が出るんだろうとかを考えちゃうんですね。

そうやって本人は死んでいくことばっかり考えていたんですが、親は逆でしたね。この子をどう元気にするかってことを考えてくれた。お医者さんはやることはやってくれているけれども、なかなか状況が好転しない中で、僕がサッカーをやってるからということで、サッカーで元気づけようと考えてくれたんです。

ちょうど大阪に住んでいたので、ヤンマーディーゼルの監督兼選手だった釜本邦茂選手に、うちの父親が手紙を書いてくれました。まだJリーグができる前の話で、ヤンマーディーゼルはセレッソ大阪の前身です。釜本さんは、僕らにとっては、野球で言えば王貞治、長嶋茂雄ぐらいの、サッカー界のスーパースターでした。メキシコオリンピックの得点王。そんな人からメッセージが来るなんてこと自体が、もうあり得ない話だったんですけど。それを父親が「うちの子どもはサッカーが大好きなんですけれども、今入院していて、こんな状態なのでぜひ釜本先生から励ましてやってほしい」とお願いしてくれました。あとから聞いたら、ヤンマーディーゼルに直接行ったみたいですね。「どうしても」って直談判して、必死に頼んでくれたんですね。

そうしたら、釜本選手から即座に返信の色紙が届いたんです。ヤンマーディーゼルだから、ヤン坊マー坊のシールが貼ってあった。「頑張れ」って書いてくれていて。その色紙は、僕がベッドごとトイレに行って、ガラガラと帰ってきたら、ちょうど僕とヤン坊マー坊と目が合う位置に置かれていた。そういう演出がうちの両親は好きなんですが、「あ、ヤン坊とマー坊だ。もしたしてこのサインは！」と言ったら、「裏を見てごらん」って。

見てみると、そこには結果的に僕の命を救ってくれたすごいメッセージが書かれてあったんです。

「この病気は私も13年前にかかったことがあります。この病気は必ず治るから、早く治して、グラウンドに再び立ってください」。

●スイッチを入れてくれた言葉

おのころ……衝撃的でしたね……「きっと治るよ。頑張ろうね。治していこう」みたいなことは、お医者さんも言ってくれたし、看護師さんも言ってくれたし、両親たちも毎日言ってたんですよ。でも、僕の中では信じ切れなかった。「ほんとうに治るのか」という不安がぬぐいきれませんでした。

――なるほど。

おのころ……でも、その色紙からは圧倒的な説得力を持ったメッセージがズドンと入ってきたんです。「治る病気だから」という絶対的な信頼が、僕の中の自然治癒力スイッチを押したんでしょうね。治っていいという許可がその時点で下りて、その日を境にほんとうにぐんぐん回復していったんです。

この体験は、自分の中でも、これはもう頭で考えてっていうより、体が知っているというか、そういう体験だったんですね。だから、自分の人生を決める就職活動のときに、それが作動したんです。自分がほんとうに命を懸けて、覚悟を持って臨める仕事は何だって真剣に考えたときに、この体験が浮かんできて、「あ、そうか」となった。

僕はJリーガーも目指したんだけど、才能がなくて挫折していました。勉強も進学校に進んだものの、自分では全く中途半端だし、何をやっても中途半端だなと思っていたところで師匠の本に出会ったんです。そのとき、突き上げるような衝動で、「あ、これしかない」と思って本を読み終わったとたん、即座に電話したんですね。

これもご縁で、その師匠が土曜日だったのに、たまたま忘れ物を取りにきていて、不可抗力でいつものクセでつい電話を取ってしまった。「電話が鳴って反射的に取っちゃったら、おまえだった」みたいな。そういう状態で電話がつながっちゃって、僕は今読んだばっかりで感動した人がそのまま電話に出るわけだから、あわあわとなって、「あーうー」と何言っているんだかわかんない状態で話したら、「わかったから落ち着いて。取りあえず、その思いを手紙に書いて」って言われました。もうその日のうちに10枚ぐらい書きました。「僕は、就職浪人してでも御社に入りたい。こういう仕事がやりたいです。僕のためにある仕事です」みたいに書いて送ったら「来ていいよ」って。

――それは、何というお師匠さんですか？

おのころ……申し訳ないですけど、それは言いたくないです。もう亡くなっちゃったんですけど。まだ葛藤が残っているんです。大きな存在であり、でも何というか、けんかもしたし。

――何をされていたお師匠さん？

おのころ……治療家で講演家でした。晩年は国連にまで呼ばれるくらいで世界中で評価される方でした。西洋医学以外の治療をやっている人だったんです。その師匠のもとで書生生活といいますか、弟子入りして、4年ぐらいお世話になりました。身の回りのことからクルマ磨き、運転手まで何でもやりました。師匠の家で4畳半一間を与えてもらったんです。クモの巣だらけ。物置として使われていたので、「ここですか」って聞いたら「何か文句あるのか」って。

兄弟子もいて、皆すごく気が利いて秀逸だった。それに比べると僕はちょっと鈍いタイプだったので、師匠にお酒をつぐタイミングもいつも兄弟子に奪われるんですよね。そのタイミングをいかに覚えるか。外出先でも一瞬のうちに脱いだスーツを預かってとか、その練習をさせてもらった。

それまでも体育会系だったので、それなりのことはできると自信はあったんですけど、師匠という存在について体感しながら学ぶことはなかったので、空気を読むってことは徒弟制ならではだなと。このときの体験はいまだに感謝していますね。

その師匠は、「勉強というのは自分で自発的にするものだから、何も教えない」と。何も教えないって、すごいでしょ。でも「現場に出ろ」ってカウンセリングはやらせる。何の研修もなく、いきなり現場だと言われたって…。

忘れもしません。最初のお客さんが、**膠原病**[19]ですよ。ＳＬＥ（全身性エリテマトーデス）です。僕は全然知らないくせに、「免疫力を上げていきましょう」って言ってました。上げちゃだめなんですよ。自己免疫疾患だから上げちゃだめなんです。

これでは全くもっては恥ずかしいから徹底的に勉強しようということで、３年間、もうほんとうに、うそ偽りなく３時間睡眠でした。師匠に付いていろんなことをやらなきゃいけないし、業務もあったし、雑用もあって、でも現場は任せてもらう。現場をやるからには、勉強しないわけにはいかない。明日糖尿病のクライアントが来るのに、「インスリンって何？」とか言ってる場合じゃない。「ランゲルハンス島ってどこの島ですか」って質問して、そんなの自分で調べろって怒られたぐらいですから。

――（笑）

19　**膠原病**
関節リウマチ、全身性エリテマトーデス、強皮症などの病気を含む総称。関節や皮膚などに存在するコラーゲンに対して慢性的な炎症が生じて発症する。

治癒とは複合的作用

おのころ……徹底的に勉強していく中で、解剖学と生理学と病理学といった西洋医学を学んでも、なんだか現場と矛盾するわけですよね。兄弟子たちの中には鍼灸師がいたり、整体師がいたり、ちょっとオカルトチックなヒーラーがいたり、まさに梁山泊みたいなところだったんで、そこでいろんなことを聞いて吸収しました。暴走族上がりの人が心理学をやっていたりとか。暴走族上がりのヒプノセラピーなんて受けたいですか？　でも、その人はすごくシャープなんですよ。ワークショップをやるんですけど、ものすごく深いところまでやります。頭にはそり込みが残っていましたが（笑）。

人間って多角的にアプローチできるってことをここでは学びました。機械論的な因果律ではなくて、いわば共時律というか、同時並行で起こる複合的作用があり、今の結果がこうなっていても、それも変動するものだととらえられるようになった。

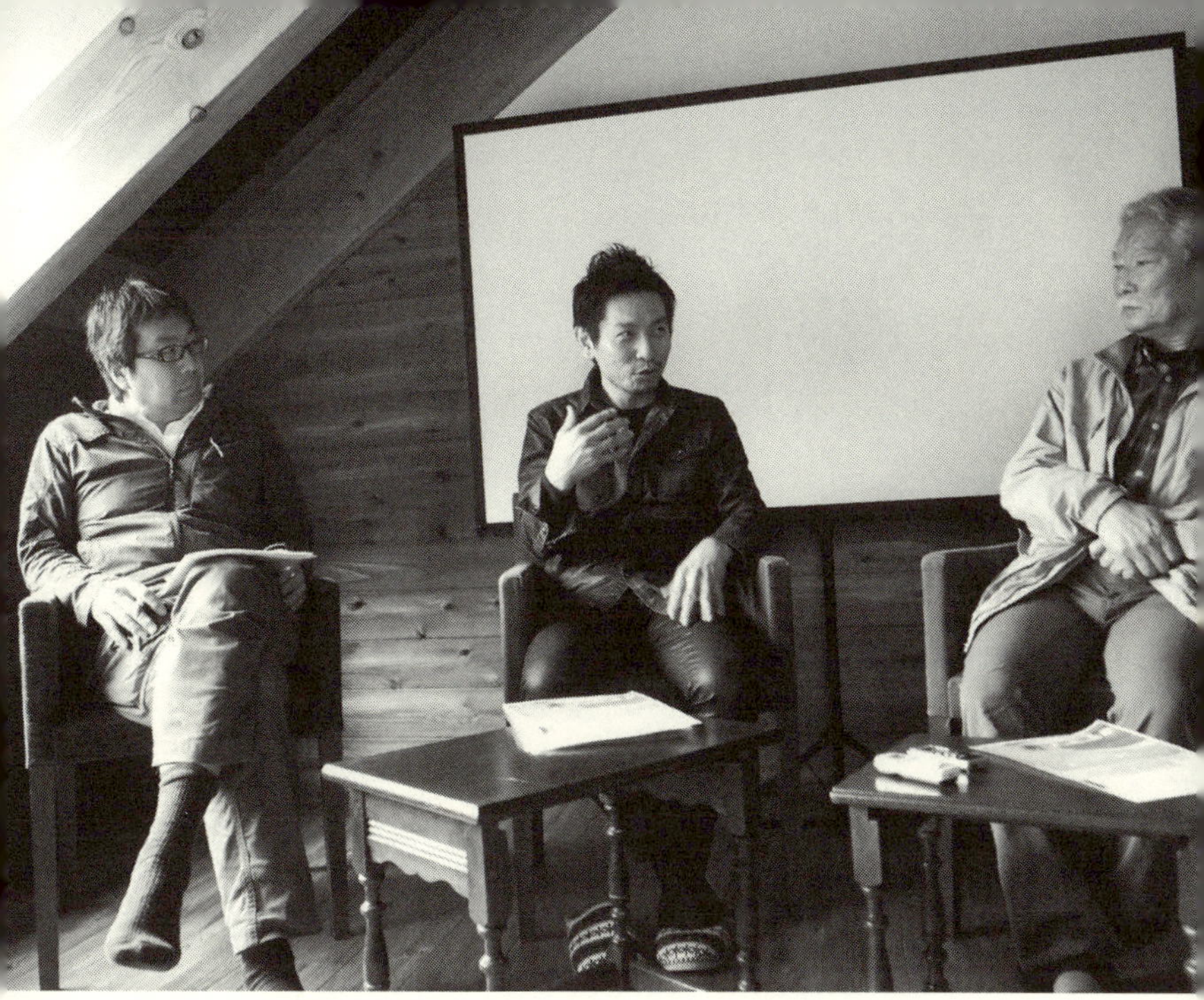

その中で、治療法っていっぱいあることを学んだし、僕が子どもの頃に体感した言葉の力、カウンセリングも治療になり得ることも知った。全体のストーリーの中で、最後の最後に治癒のスイッチを押してくれた釜本選手の言葉のように。

今、こういった全体の演出をどうつくるかが僕のカウンセリングのメインテーマになっています。生活そのものが全てカウンセリングストーリーの要素ですから、カウンセリングルームの外に出る場合もあるんですよ。ミルトン・エリクソンという心理学者がいて、型破りな心理療法をするんですが、そういう手法をいろいろ参考にしながら、格式ばったカウンセリングじゃなくて、いかに自然治癒力にスイッチを入れられるかを考える。フィールドワークとして、生活行動の中で一緒にやったりするわけです。

当時、僕はまだコンプレックスの固まりだったので、そのコンプレックスを解消したいという自己承認欲求みたいなものがあって、24時間カウンセラーをやってました。夜中の3時から予約が入っていたりするんです。水商売の女性も口コミでたくさん来てくださって。何でこんなに予約がつくんだっていう感じですけど、大阪のミナミの飲み屋街に人を捜しに行ったり、道頓堀の川にはまった人を助け起こしたりとか、何だかよくわかんないですけど、ほんとにいろいろやりました。

とにかく依頼があったことは全部やった。「うちの旦那が中之島でホームレスをはじめたので助けてくれ」とか。何で僕が行かなきゃいけないんだろうって思いながら、グデングデンになっている旦那さんを見つけて、「そろそろ帰りましょうよ」って連れて帰ったり。

「夜回り先生」みたいなフィールドワークの中で、若い子、中学生ぐらいの遊んでいる子たちにも声をかけました。でも、こういう子たちには声をかけるタイミングが、すごく重要なんですよ。変に行くと、補導されるとか文句を言われると思って反発される。だから横からすっと入って言葉をかける。そんな訓練をやって、間合いを身につけていきました。電車の中でだらだらしている子を注意するワークとかやってみると、すごくタイミングが重要なんだってことがわかります。

こういう子たちも、やっちゃいけないことをやっている自覚があるんだけど、それを真正面から指摘すると反発しか起こらない。若い子と僕らって、もうすでに感受性のボリュームが違うんですよ。小さい頃からスマホやSNSを使っている。僕らは昔、女の子を誘うときでも、まず家に電話をかけたじゃないですか。お父さんが出るかお母さんが出るかわからないので緊張感がある。「何て言おうかな」「お父さんが出たら切ろうかな」とか、いろいろ考えて(笑)。まず家族があって、個人につながるという手続きですよね。ところが、今は個人と個人が常に連絡し合っていて、言葉のちょっとしたやりとりで人間関係が壊れたりする。僕らの想像以上に、言葉のニュアンスにすごく感度が高いんですよ。だから、大人が上から来たなっていうのがぜんぶわかる。横から来たな、下から来たなっていうこともぜんぶわかる。

あるとき、電車の中で3人グループのいかにも不良という感じの子たちが、優先席の4人座席を陣取ってたんですね。そこにおじいちゃん、おばあちゃんが乗ってきたんです。つえを突いているおじいちゃんと、よろよろしながら手すりにつかまっているおばあちゃん。その目の前に3人が座っている。

僕はその横で、いざとなったら言わないかんということで状況を見守っていたんです。おじいちゃん、おばあちゃんが、ガタンゴトン、「ああー」みたいな感じでよろけている。それがこれ見よがしで、ちょっとは「私は耐えられる」ぐらいの感じでならいいのに、「うわー、譲ってくれない。この子たちのせいで、私はこんなに揺らされているんだ」って様子で、それもどうかなと思いながら（笑）。それでも状況は席を譲る場面であることは変わりません。

そうやってしばらく見ていたら、3人のうち、1人の子が次の駅でいきなり荷物まとめて降りて、すぐに2人がついていったんです。「あれ？」と思って、何で降りたのかと思って見たら、同じ電車の次の車両にダッシュして乗ってるんですよ。「ああ、なるほど、そういう方法に出たか〜」って思いました。

日本語に「惻隠《そくいん》の情」という言葉があるんです。「隠したままの思いやりの心」っていうんですかね。不良の子たちにとっては、いちおう不良を張っているわけだから、

「おじいちゃん、おばあちゃん、はいどうぞ」みたいな態度は、構図として恥ずかしい。だけど、だからといって、このおじいちゃん、おばあちゃんたちに席を譲らなきゃとは内心思っている。次の駅までの間、いろいろ考えたんでしょうね。で、考えた結果、ダッシュとなった。

降りて、ダッシュして、また乗る。そんなふうに、この子たちは、この子たちなりの感度で、自分の葛藤を生きているのを見たときに、ああ、日本も捨てたもんじゃないなと思ったんです。「今どきの若者は」って斬り捨てるのは簡単じゃないですか。でも、そうやって逆に教えてもらいました。

●言葉の波動、言霊の伝統

――おのころさんの自然治癒の原体験が、釜本選手の言葉だということですが、山本さんも常に患者さんとコミュニケーションしているわけですが、言葉というものの持つ力についてはどう

お感じでしょうか。

山本……当然あると思いますね。たかが村の診療所ですが、声のかけ方、挨拶の仕方、あるいは目線とか、そういうことが実はとても重要です。それによって患者さんが急に話しやすくなったり、心を許してくれたり、居心地が良くなったりする。言葉で人を治すまではできていませんが、来ていただいて、居心地が良くて、何か期待感を持ってもらえるような場づくりは心掛けていますね。

——医学教育の現場では、患者さんへの接し方というのは学ぶものですか？

山本……私が学生時代にはなかったですね。よく、小学校のときに、「遠足は、家を出てから帰るまでだよ」と言われるのと同じで、診療所も、患者さんが車で駐車場に来て、受付をして、診療が終わり、お会計もすませて出るまでが診療なわけですよね。その全ての部分でスタッフが、この患者さんはどう思っていて、だからどう話をしたらいいかというセンシティビティを持って対応すべきだと思っています。

僕だけではなくて、そういう認識のスタッフが集まれば、その空間というのはより良くなるなと思いますし、大事なものを守っていけると思っています。これは、極めて重要なテーマだと思います。

上野……日本には言霊という伝統があって、それが一音一音の発する音声、波動の中にあるとされているわけですね。事実そうだと思う。陰に陽に、見えるところ見えないところを含めて、たとえばお医者さんが発した言葉が患者さんの体に与える影響っていうのは、甚大なものがある。それはもう、僕らから見ると当たり前のことで、現場の人から見ても当たり前のことなんだけど、それが医大で正式に教えられてないっていうことを問題視すべきだと思うよね。

日本では、医学部というのは理系に分類されているわけです。だいたい理系・文系って分けること自体が、ほとんど日本だけの特殊な考え方なんですけど。ヨーロッパでは、医学は理系だなんてことは誰も考えてないと思いますね。ヨーロッパの医学教育というのは、もちろん理系の先生もたくさんいるけど、文系の先生も同じくらいたくさんいて、言葉をはじめとして、文系で得られた知識や技能を医者が持つ必要があるとして教育するわけです。

僕はその典型を見たんです。日本ホリスティック医学協会にとても優秀な若い学生が入ってきた。大阪大学で文化人類学をやっていた人ですが、がんの自然治癒に興味を持って、医学的な治療をしなくてもがんが治った人が、数は少ないんだけど、意外にいるということで、それを研究したいとやってきたんですよね。

日本で同じような研究している先輩がいるか調べたら、昔はいたけど、もう亡くなって、今は誰もいなくなっていた。そういう状態だったから、彼は日本をあきらめてドイツに行ったんです。ハイデルベルク大学の医学部に研究室をもらって、そこでドイツ人のがん患者さんを相手にリサーチをやったんですね。それでけっこういい論文を書いて、博士号を取った。

その調査の方法は、新聞広告に「がんが自然治癒した人を募集します。実験に協力してください」と出すんです。するとけっこう応募があって、その中からほんとうに医学的な裏付けがあるかどうかを調べて、本物の人だけを集めて一人ひとり聞き取りをした。彼の研究方法は質的研究と言って、いわゆる科学でやるような数量化して比較するやり方ではなくて、質をベースにした研究です。徹底的にその人の物語を聞き取る。そういう質的研究は最近ではだいぶ認知されてきました。その技法によって博

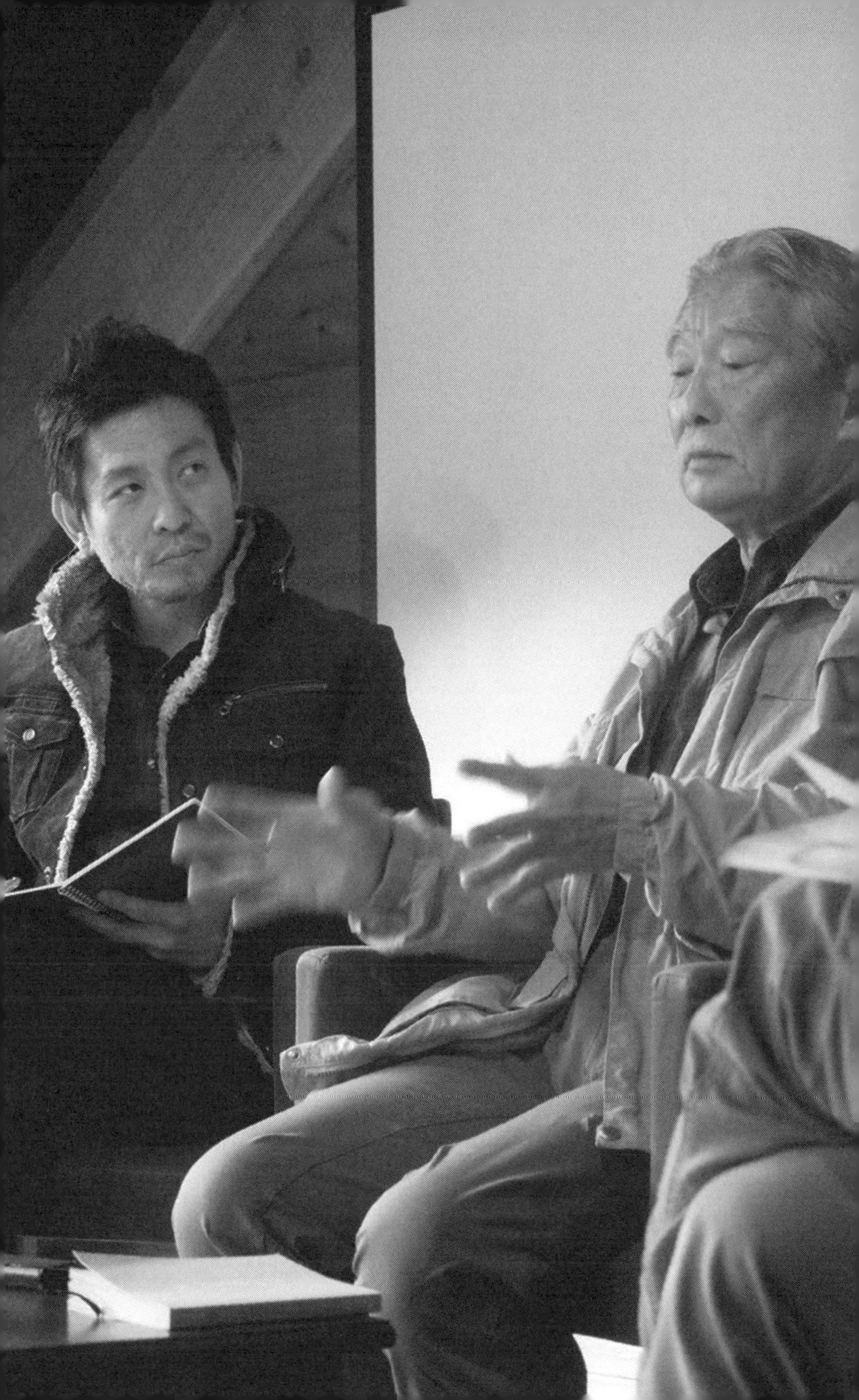

士号を取った有能な人なんです。

それで日本に帰ってきて、僕のところに来て「大学で教えたい。医大の先生になりたいから、誰か紹介してくれないか」という。それで、その当時よく付き合っていた日本統合医療学会の渥美和彦先生に「こういう有能な学生が帰ってきたから、ぜひどこか医大で教える先を探してください」と紹介したんです。

渥美先生も意気に感じて、「それは大事なことだと思います」と、ずいぶんあちこちの医大に声をかけてくれてたんですが、自分がもともと学長をしていた医大も含めて、その全てに断られた。「文化人類学じゃあね」みたいな話です。バックグラウンドがハードサイエンスじゃないから。最終的に彼は諦めて、北海道大学の先生になったんですよね。今も文系の学問分野で、質的研究をはじめとして、その先にあるような研究をやっているんです。

こういうプロセスを見て、有能な若い人材が医学部で教えられないことは、医者を目指す学生にとってもほんとうに不幸だし、将来の患者にとっても非常に不幸だなと実感したんですよ。この問題はすごく深刻だと思いますね。

ヨーロッパの医学部は、学生が入ってきたら、生理学や病理学といった理論や、死体の解剖からはじめるのは日本と同じなんですけど、大きな違いは人が生まれるところを見せることです。産んでいる現場を見せて、「こうやって人は生まれてくるんだ」と教えて、その次に人が死ぬところを見せて、「人はこうやって死ぬんだよ」と1年生の最初のほうに教える。「生と死の間の人生に、われわれはこれから関わっていくんだ」という、自分が学ぶべきトータルの領域がナマのかたちで見えるような教育をするんです。

やっぱり、ほんとうはそうでなきゃいけないなと思いますね。そうでないと、死体ばっかり見て人間がわかった気になってしまいがちですよね。生きた人間が全然見えなくなる。

僕は昔、若いお医者さんたちを呼んでワークショップをやったことがあるんです。医学部の学生が何人か来て、マッサージとか、そういうごく簡単な誰でもできる代替療法を体験してもらった。ところが、手技を見てたら、学生たちは、人の体に触ったことがないから、びびる。どういう力具合で、どんなふうに生きた人の体を触ったらいいのかっていうのがわからない。力の入れ具合がわからないんです。死体の触り方はわかるけど、生きた人の触り方はわかんないっていうんで、「えーっ」と驚いた。

僕がこの鼎談の冒頭で「先生って呼ばれるのが嫌だ」と言った理由の一つは、ホリスティック医学協会にも医学生がいるわけですよね。彼らは、国家試験を通って医師になるじゃないですか。そのために研修していた病院で、昨日まで看護師さんたちに「何々くん」と呼ばれていた人が、医師免許を取った翌日から、「何々先生」っていうふうになるんです。「何だ、これは」って感じです。もちろん、呼ばれた学生は、照れくさそうに、「やめてくださいよ」みたいなことを言うんだけど、1年もたつと不感症になってしまい、「先生」と呼ばれるのが当たり前みたいになっちゃう。

それを僕はずっと見てきたから、「やっぱり、おかしいんじゃないの」って感じになるわけね。ワイルなんか、患者から診察室で「アンディ」とか呼ばれてるもんね。そういうことも含めて、やっぱり、日本の医学教育は、言葉の問題、言葉の重要性、言葉と病気、言葉とチームの関係みたいなものが、全く教えられないまま、お医者さんになってしまうという悲劇がある。

●カウンセリングはゲリラ

おのころ……昔ある病院の先生から、僕がやっているようなフィールドワークを含んだカウンセリングをマニュアル化してほしいと頼まれたことがあったんです。でも、これは臨機応変、ゲリラ的なものなのでマニュアル化した時点でおかしくなる。だから「できません」という話をしました。

今この瞬間の間合いの読み方、今必要なものを今組み立てる力。自然治癒力の発動ってそんな感じなんですよね。計画的にじわじわと追い込むって方法もあるんですけど。心理って即興だから、即興性のあるカウンセリングっていうのは、ゲリラ的じゃないと功を奏さない。今ある材料でやる、という具合です。

僕の場合は、クライアントさんが来るとき、もうすでにその人は僕のカウンセリングを受けようと決めて来ている。だから、もうその時点でやりやすいってことになります。「ブランド」を持つというのも、すでにラポールの一部です。僕の考え方ややっていることを発信し続けていると、クライアントさんはそれを読んで来てくれるので、いわば半分治って来てくれる。それがすでにカウンセリングになっているんです。ただ、今は、おのころ心平の名前で来てくれる人も多いですけど、最初の頃は全然知られてないですから。人づてで来たクライアントにぱっと顔を見せると、ちょっと、僕、シンガポールマフィアみたいな顔をしているじゃないですか(笑)。初回の人は、少し危ない人なんじゃないかと思って、一瞬顔がこわばるんです。ここからもう駆け引きがはじまります。「緊張してますよね」「当然ですよね」とか「できれば緊張したまま、そのまま進んでください」とか「はい、もう解いていいですよ」みたいな感じで話して、カウンセリングをはじめちゃう。

ところが、医療の場合は、お医者さんと患者さんではっきりお互いの役割が決まっているでしょう。かなり一方通行的な役割のまま関係性がはじまっている。僕らから見ると、お医者さんは白衣を着ている時点ですでに患者の期待を背負っているので大変だな、と思ってしまいます。

ゲリラ的であれば、その関係性をつくるところからはじめる自由がある。ところが

「医者はこうあるべき、患者はこうあるべき」という役割を演じてはじめているので、そこから人間性の交流までいかなければならないドクターは大変だなって思います。

こんど、国家資格で「**公認心理師**[20]」というのが誕生しましたが、正直、病院内で医者の処方のもとに心理療法なんてできるのかなって思います。医師が若手で、心理師のほうがずいぶん経験のある人の場合はどうなるんだろう？　鍼灸も同じです。法律では、「診断はしてはだめだ。治療だけをやりなさい」となっている。見立てなしの治療だなんて、そんなことできるのかなって疑問です。命の即興性やダイナミズムをどんどん失わせていますよね。自然治癒力のスイッチを入れるって、間合いの中で行われる瞬間技なはずなのに。

山本……私も大学病院で外来をやっているときも、統合医療クリニックを東京でやっていたときも、医者と患者という関係性だけでしたね。でも村は違いますよね。オンとオフの問題なんです。村の人たちはふだんからよく知っているし、実は昨日一緒に飲んでいたりとか、診察室の中で病気のことじゃない話が半分ぐらいあったりする。日常

20　**公認心理師**
日本初の心理職の国家資格（「臨床心理士」は民間資格）。

会話の中に医療会話が入ってくるっていうのかな。オンとオフがはっきりした東京とは違う、地域ベースの医療がある。そのうえでやれるので、やりやすいですよね。

――おのころさんの話を聞くと、カウンセリングはゲリラ的な瞬間芸なわけだから、非常に属人的というか、ある種の名人芸になりますね。だから教えられない、教われない。果たしてそれでいいのかという気もします……。

おのころ……マネー資本主義に取っては替われないけど、サブシステムとして里山資本主義を提唱されている藻谷さんのように、われわれのようなカウンセラーも、サブシステムとして選択できるっていう状況は、セーフティネットとしてありうるのかなと思うんです。

西洋医学はエビデンスにもとづいてやっていきます。それはもちろん大事なことだし、そしてその進化形がこれから起こるだろう人工知能（ＡＩ）を活用した医療診断だと思います。ＩＢＭやフェイスブックが進めている人工知能を用いた医療ですね。たとえばアメリカのＩＢＭは、４０００万件の医療カルテを購入して、それをデータベ

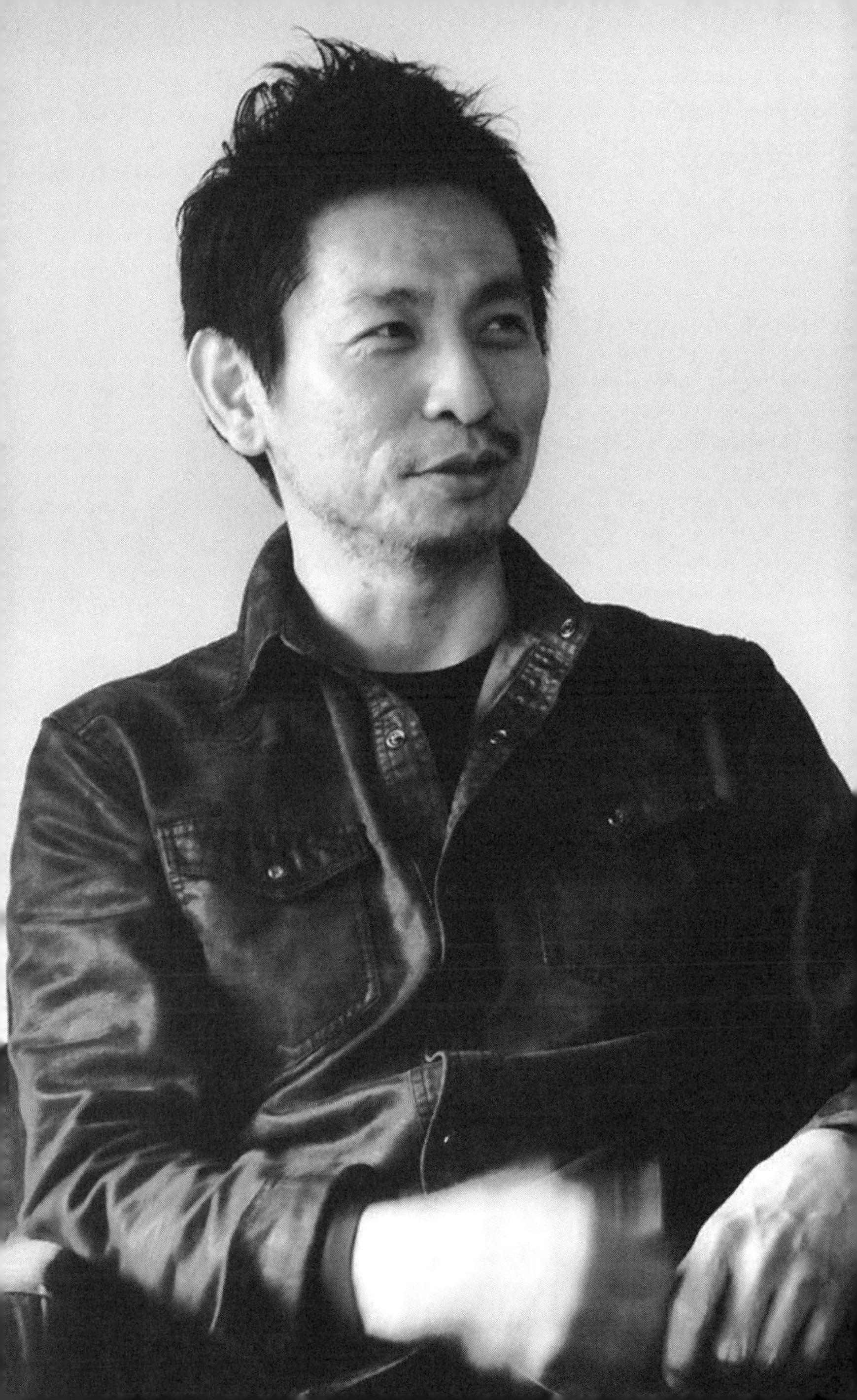

ースにして診断システムをつくろうとしているんですね。患者さん本人のアンケートとバイタルサインにもとづいて、人工知能が診断のサポートをしてくれるんですよ。最終的な診断はお医者さんがやるとしても、診断補助まではする。でもすでにお医者さんの知識を超えているわけですよ。世界中の医学論文とネットでつながって、それをベースにして「あなたがかかる病気の可能性はこれだけある」と優先順位まで付けて提示してくれる。それをもとにお医者さんが診断をするという仕組みが今後浸透していこうとしている。間違わない医療という意味では、そっちのほうが正解なんです。だから適当に診断しているお医者さんは、これからまさに淘汰されてしまう。臨床医にとってはほんとうに脅威ですね。

でも、僕は一方で、ある種、医療は正しいか正しくないかより、人間性が問われていくと思うんですね。患者は、もちろん間違わないでいてほしいと願い、最先端医療にお金を払う一方、「いや、ちょっと機械的すぎない？」という気持ちも出てくると思うんです。やっぱり心がこもったお医者さんに診てもらいたい。「山本先生の診断を受けたい、先生に元気づけてもらいたい」という欲求。医者はそういうメンターとしての役割が、重要性を増していく気がします。

——なるほど。

おのころ……人工知能の発展はすさまじいです。世界中で開発競争が進んでいて、日本も負けじとやっていますが、ほんとうに人工知能が人類を超えてしまったときにはどうなっちゃうんだろうという不安要素も抱えながら、これはおそらく誰にも止められない。もうその方向に時代が流れていくと思います。流れていくし、整備もされていくでしょう。

そうなってきたときに怖いのは、われわれが歴史で経験している全体主義です。個人が一つのサンプル、データとして扱われる医療になる。それぞれの自然治癒力なんてかえりみられない。「この分子構造で、あなたはこうなっているから、分子薬はこう」みたいに、まさに修理工の仕事のように、僕らが製品として扱われる。「便利だ、便利だ、間違わない医療だ」なんてやっていると、その人独自の個性も間違いとして見なされてしまう未来があるかもしれない。

そのときに、コミュニケーションって何だ、ぬくもりって何だ、人間って個性があって、病気も実は個性なんじゃないか、ほんとうに矯正しなきゃいけないものなのかって、いろんなことにはじめて目が向くと思うんですよ。脅威がないと人間の思考は深まらないので、人工知能がこれからの時代の前提となってくると、逆に今度は人間とはいったい何かを考え出す。「人間が人間であるっていったいどういうことなのか。それにもとづいた医療って何だろう」と考えはじめたときに、僕らのようなゲリラカウンセリングも選択肢のひとつとしてあってもいいんじゃないかと思えてくるんです。

安全性はもちろん大事なんですけど、そういうバラエティに富んだ医療は、地域医療で実現するんじゃないかと僕は思っています。地域において特性のある、医療特区みたいなかたちで進めていく。淡路島はタマネギの産地なんで、淡路島でもし医療特区をつくるとしたら、「この病院は淡路島のタマネギの汁を飲ませるのが基本」みたいな、地域の特産と併せた医療も出てくるかもしれません。「あの土地は私に合ってそうだから、あそこで余生は過ごす」みたいな。そういうバラエティに富んだ地域医療があってもいいんじゃないかと思うんですよね。もちろん、本人の選択のもとですが。画一化した医療がどんどん進めば進むほど、今度は個性的な特区、地域医療をどんどんつくっていけるチャンスがあると思うんです。

エビデンスで診る医療は、もうそれこそ人工知能がどんどんやっていくと思いますし、そのときに、心あるドクターというか、ほんとうに「仁術」っていうんですかね、そういったものを持っているドクターを応援して何かができるようにしたい。

統合医療のドクターというのは、孤軍奮闘というか、自分の信念にもとづいてやってらっしゃるので、なんだかみなさん独りぼっちなんです。統合医療のドクター同士も仲がいいかというと、そうでもないんですよ。けっこう頑固者が多いから、相容れなかったりするので、ここは間に立つ組織が必要になる。そういう先生たちを一つに結集していく場が民間で必要なんだと思いますね。

上野……いい治療家は一匹おおかみみたいな人が多いですよね。それは、やっぱり自分の技量に自信があるからなんでしょうけれど、確かに横の連絡が弱いよね。お互い助け合ってみんなで日本を変えていくって方向には、なかなか向かない。もう日々の診療で精いっぱいっていうところなんじゃないですかね。それは、お医者さんに限らず、セラピストの皆さんも同じだと思う。

おのころ……現場にいると思考が深まったり、心が深まったりするんです。それはいいことなんですが、深まると同時にまわりと壁ができるというのがあります。それで少し排他的になってしまう。僕は、現代医学の素晴らしさって、やっぱり、何だかんだ言って、自分が見つけた治療法を論文というかたちで公開できるところだと思う。みんなが使えるようにちゃんと努力するっていう素晴らしさがあります。

でも、徒弟制があるような治療家は、「そんなものは論文にできない。エビデンスが全てじゃない」などとなって、要は「見て学べ」みたいな感じで、弟子でなければ教えないというようにどんどん排他的になってしまうんです。同じ鍼灸でも流派の違いで批判し合ったり。何とかならないかなと思いますね。柔道整復師と鍼灸師は仲が悪かったりとか。いったい誰のためなんだろうと思うときがあります。

もうちょっと自由自在に俯瞰した見方をするために、「自分の分野を超えよう」という声がけが必要なんだと思います。僕は人工知能や粒子線治療、ゲノム編集やナノマシンにも興味があって情報収集しています。あるいは医療分野を飛び越えて海外のいろんな経営者が気になる。**イーロン・マスク**[21]や**ピーター・ティール**[22]というすごい人た

21 **イーロン・マスク**
1971年生まれ。米国の起業家。テスラ・モーターズ社、スペースX社などを設立。

22 **ピーター・ティール**
1967年生まれ。米国の起業家。電子決済サービス「ペイパル」の創業者。

ちがいるんですけど、**スティーブ・ジョブズ**[23]の後を継いでいるといわれるくらい、世界を変えようとしている経営者。経営って、僕はある種のセラピーだと思っている。そういう経営者が世の中を変えようとする、人類を救おうとする経営をしていることからも学びたいと思うんです。

局所脳ってありますよね。ほんとうは脳は全体で機能するシステムだと思うんですが、スマホやパソコンの四角い画面にとらわれていると、その回路だけを使うということが起きやすい。専門性は高まるけど、専門しか知らない人をつくってしまってほかの発想につながらない。

一方で、絵を描くとか、手紙を書くとか、写経とか、横に手を動かす行為って脳の部分と部分をつなぐ働きがある。そういう脳は、発想として、自分がここまでカウンセリングの現場で積み重ねてきたものがあるということは、「じゃあ、これやっている人はほかにもいるな」って考えるわけです。自分の正当性に意識を持っていくと、自分の優位性ばっかり考えちゃう。だから、人を批判してしまうけど、逆に自分が

23　**スティーブ・ジョブズ**
1955年〜2011年。アップル社創業者。元CEO。カリスマ経営者として有名

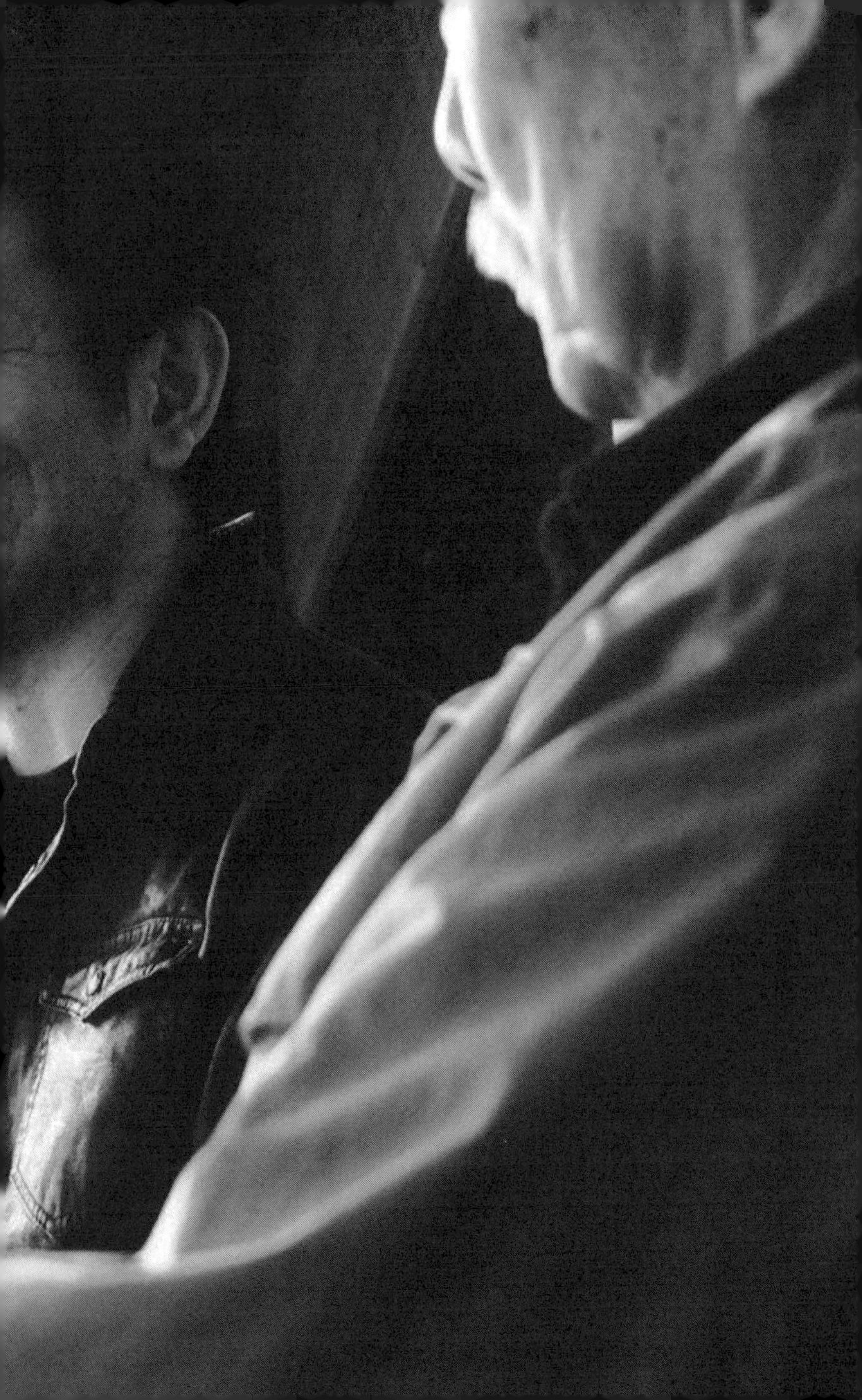

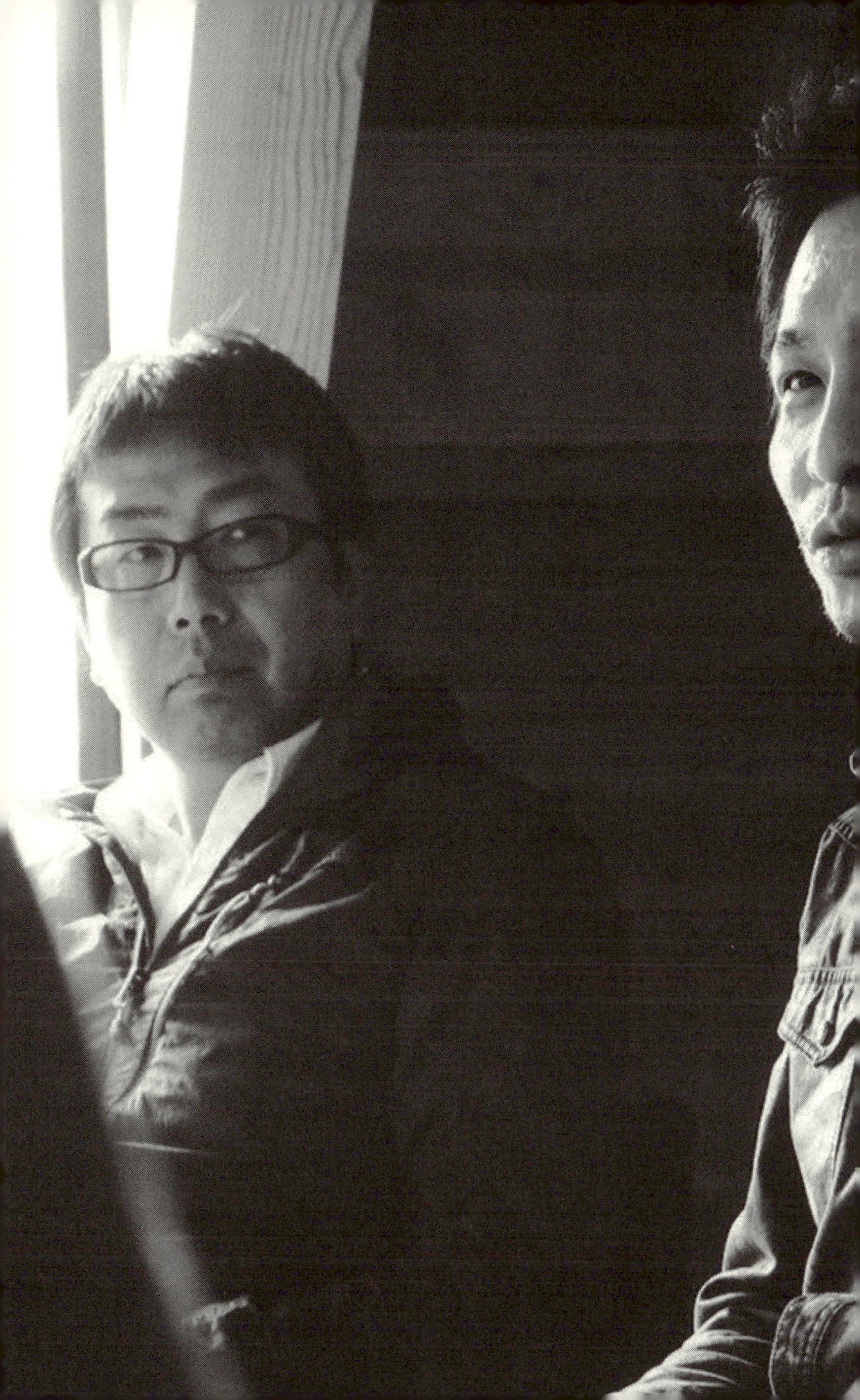

やっているっていうことは、同じようにやっている人がほかにもいるんじゃないかと考えると、横のつながりが引き出しやすくなりますよね。連携できやすくなる。
対立している場合じゃないっていう状況を、どうやったらつくり出せるか。それを、今、ちょっとゲリラ的に考えているんです（笑）。

がんは5つに分類できる

——関係性の話を少ししたいと思うのですが、関係性が疾患の原因になり得るというお話がありましたよね。たとえば家族。おのころさんは、がん患者の家族会議を招集するそうですね。

おのころ……僕は、がんは大きく五つのタイプしかないと考えています。僕の勝手な解釈なんですけどね（笑）。その5つというのは、「泣きたいがん」「笑いたいがん」「愛してますがん」「ごめんなさいがん」「ありがとうがん」、これだけです。そういう気持ちをエネルギーとしてちゃんと外に出してない結果、がんをつくる。

だけどそこにはそれぞれのストーリーがあるんです。「ありがとう」という一言が、がんを改善させた例もあるんですよ。「ごめんなさい」って言えなかったら、その一言を「じゃあ、一緒にやりましょう」って、「ごめんなさい」を家族のストーリーとして演出するんですね。

もしかしたら、それは全然外れているかもしれないですよ。原因が家族にあって、それでがんになっているなんてことになると、家族同士が険悪になっちゃったり、お互いがお互いのせいにしちゃったりしてはまずい。だからそれはシミュレーションとしてやるんです。

「ごめんなさい」をなぜ封印しているのかについて、家族みんなでワークをやってみましょうということです。「ごめんなさい」という、大きな挑戦を促すんです。「いや、あの人に謝るくらいだったら、私、死にます。死んだほうがましです」というような心理的状況を俯瞰させるんです。

「だから、こうなっているんですよ。だから、今、がんですよね」と口だけで説明したところで、それは自分で受け入れられない物語なんです。でも、「じゃあ、実際に

『ごめんなさい』を、こういうシミュレーションで言ってみましょう」ってやると、「もしかして、これが言えないことが自分自身の体の状態をつくっているのかな。これがこういうストレスの種類なのかな」っていう、自己解釈を伴う物語になってくるんです。

だから、来てもらえる家族にはどんどんシミュレーションしてもらうんです。ふつうはだいたい、切り離すじゃないですか。がんになった人を閉鎖系で考えちゃって、その患者さんが「酒飲みだったから」「たばこを吸ったから」で終わらせちゃうんですけど、実際は家族が関与していないなんてことはないんですよ。たとえパーセンテージとしては3パーセントだったり1パーセントだったりとしても、がんの発症に関与はしているんです。だから、そこに対して自分は何を学ぶかっていうことを一緒に考えるのが家族療法ですよね。

これはほんとうにデリケートなので、どういうふうに家族でそれをコミュニケーションするかってことは慎重に設計しなければなりません。このプロセスを4回、5回、6回ぐらいやっていると、いろんなことが出てきます。「だから言えなかった」みたいなことになっていく。

がん患者って、やっぱり「腫れもの」って言葉に象徴されるくらいに言いたいことを言わずに来ているんですけど、身のまわりの世話をする家族も疲弊しているっていうこともある。それがどんどん出てくるので、収拾がつかないときもありますよ。失敗したこともあります。でも、収拾しないところから、上手に家族の絆みたいなものを見いだしていく。家族関係を再構成していく。この再構成がうまくいったら「治っていく環境」が整うんですよ。「治ってよし」の環境が生じてくるんですね。

家族の絆と単語で言っても、頭には絶対に入っていかない。心に入っていかないし、肉体に浸透しない。だから、それを実際のワークで、宿題を出しながら進める。

最初はだいたい上手くいきません。でも上手くいかない理由を見つけて、ちょっとずつ関係性を変えていく。家族関係の磁力、あるいは生活環境、社会環境の磁力の中で病気がつくられるので、少しその磁力をほどいていくようなことをやっていくわけです。

山本……関係性ということを言えば、僕が感じているのが、この村に住んでいる方が、地元に自信を持てない残念な現状です。どうせ田舎だからとか、年寄りばっかりでどうせ小学校も中学校もなくなっていくとか、そんな状態で果たして若い人が健全に育つのかなと。でも、本来は非常に豊かで、未来がある地域のはずなんです。
ここで散歩をしてもらうとわかるんですが、たとえば同じ30メートルの高さを上るにしても、地下鉄の階段を登るのとは違って、自然の中で無意識に体がどんどん動いて勝手に適合していく。石があって、ぬかるんで、木が落ちてと、意識と関係なく体が動いてくれる。無意識での調和というのもあると思うんです。
そしてWHOは1980年代から健康支援環境を提唱していて、健康は自分の努力だけじゃ無理としています。自然も、コミュニティも、おのころさんが言われた家族もそうだし、いろんな関係性や環境がベースになって健康になるし、病気にもなる。お酒を飲んでいるから悪いんだとか、そういう単純な問題じゃないんですよね。

おのころ……地域のプライドっていうのも、大切ですよね。

山本……とても大切です。

おのころ……日本一の富士山の麓というプライドは、山本さんなんかはすごく大事にされて、たとえば水源も大事にしている。世界文化遺産に登録されたこの町を自分たちが守っていくというプライドは、まさに健康に、元気になるためのものですよね。

山本……そう思います。

おのころ……僕のいる淡路島の人たちは、「国生み」はうちからはじまったんだから「うちが一番」みたいな気持ちがある。僕はそこから何か生まれるんじゃないかなと、ちょっと思ったりもするんです。その気持ちってどんな地域でもあると思うし、何かの物語で地域にプライドを持つのはすごく大事なこと。

「どうせ少子化だし」とか「衰退していく地域だし」ってなっちゃうと、やる気が失われて、何やっていいかわからないというか、逆らわないように生きようってなります。それこそ、従順な消費者になったら自然治癒力なんて賦活しない。わが町、わが個性、わが生き方がないと自然治癒力は発動しないんです。

――個人の物語、地域の物語、そういう「自分のストーリー」が、病気もそうだし、地域の問題を克服するカギになるということでしょうか。

おのころ……そうですね。医療であれば、ナラティブ・ベースド・メディスンという、物語を基本とした医学。客観的な科学データをもとにしたエビデンス・ベースド・メディスンとは対極にあるものですよね。

病気って、それだけ切り取ってみるのではなくて、人生の中でその病気になった意味をどう捉えるかですよね。生まれてきて、そして死んでいく、その大きな枠組みの中で、人生の流れはやっぱりいつも安定はしていません。そこである意味では、大事な出来事として病気という経験がある。もちろんそれを乗り越えていく過程も物語だし、病気になって死んでいく過程も、その人にとっての一つの物語です。

人は渦中にいると視野が狭くなるので、それを俯瞰して、われわれが客観的に見せていくんです。その人がどういう生き方をしてきたか、どんな家族関係の中で、どんな振る舞いをして、どんな不調和があったのか、そういったものの結果、今の家族の関係性がある。その中でどうストレスを感じて、今の病気の素因がつくられたのかというストーリーを提示していくわけです

原因を一つか二つ引っ張ってきて、「これが病気の原因ですよ」とやっちゃうと、自分で原因をつくったという感覚がなくなっちゃうんですよ。たとえば化学物質であったり、環境破壊だったり、つまりは誰かのせいになっちゃう。

誰かのせいになっている限りは、自分のストーリーではないので、自分で再び新しいストーリーを紡ぐことができない。まずは今ある環境の中で自分が選択してきたと

いう自覚を持ってもらうところからはじめます。

もちろん、全部が自分のせいでなくても、「でも、そこには選択の関与はあったよね。自分の人生だよね」という話を持っていければ、「だから、ここから先もあなたの人生の選択ですよね」と、そこから本人の治るストーリーがはじまるんです。

「医者に決めてもらおう」とか、「もう自分で考えるのは大変だから、家族が言った通りやろう」となっている限りは、自分でストーリーをつくることにならない。依存をしている限りはどうしてもだめなんです。自分でスイッチを押し、ストーリーをつくる主人公にならなければ。命の原理って賢くて、「ああ、自分を放棄したんだな」となったら、それは命が失われていく方向になっちゃうんです。これは法則だなと僕は思っています。

ストーリーが病気をつくってきたのだとしたら、治るストーリーをどうやってつくるか。大事なのはそこなんだと思います。

●癒しと女性

上野……そう思いますね。それは、個人の物語の前に、国の物語というか、神話が典型だと思うんです。日本で言えば「古事記」に癒しの場面がいくつか登場します。

誰でも知っているのが「因幡の白ウサギ」。大国主《おおくにぬし》が、ワニにだまされて赤むけになったウサギを治したということになっているわけだけれど、それは大国主の医学的知識というよりも、大国主のひいおばあさんである神産巣日神《かみむすびのかみ》という、「古事記」の最初に出てくる三柱の神の一人からきている。三柱のうち、ただ一人の女性の神らしいんだけど、この神産巣日神は高天原でも地上に下りてもいろいろ活躍して、人々のけんかをなだめたり、癒やす力のシンボルみたいな神様なんです。その血を受け継いだ大国主は、兄弟がたくさんいて、兄たちはわざと間違った治療法を教えて、さらに苦しませることをやっている。そのあと、一番下の弟の大国主がやってきて、まとも

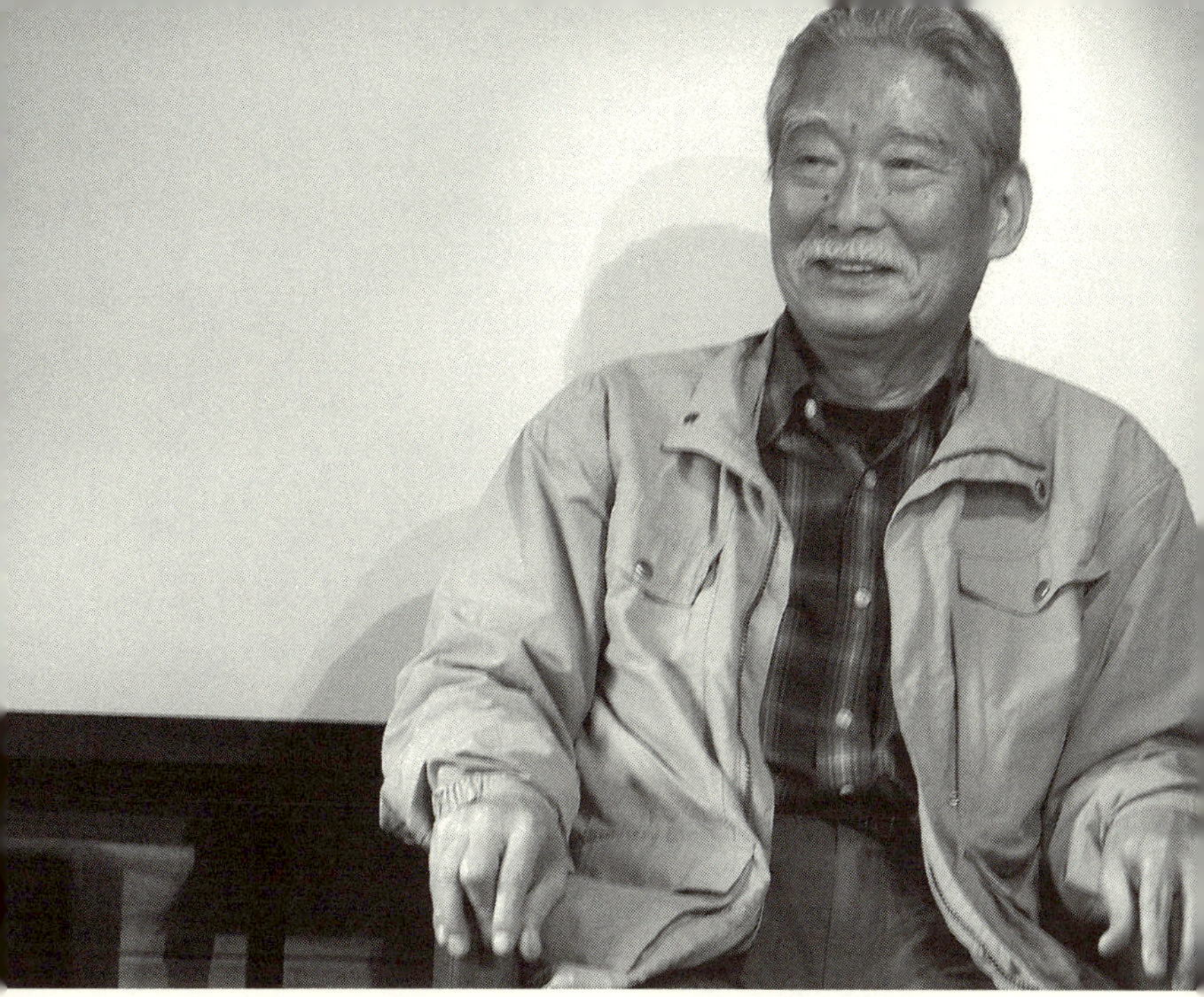

な自然療法の知恵を教えてあげてウサギが治るという神話です。
そういう女の神が、癒しの根源にいることは、日本の神話の一つの特色じゃないかと思います。
こうした物語が子どもの頃から童話として教えられて癒しの原型となり、別に「古事記」なんかを読まなくても、ずっと受け継いできたカルチャーがある。その延長線上に、お医者さんがいるべきだと僕は見ているわけです。最終的には、そういう大きな物語の中に、一人ひとりの個人の物語があって、生まれてから死ぬまでの生きてきた道筋がある。

そんなふうに長いレンジで見ていくと、今度は自分が死んだあとにも子孫がつながっていくような、命の流れみたいなものも感じられるようになってくる。そこに常に、「傷つく、癒える、傷つく、癒える」みたいな繰り返しの物語が見えてくるんじゃないかと思うんですよね。

われわれは、そういう物語の中にみんながいて、その中に一人ひとりの物語がある。あるとき、その物語が、ある人の中で途切れたり失われたりしたときに、セラピストやドクターがヒントを与えたりしながら、再びストーリーをつなげていく。

もともとはそういう作業が、いわゆるヒーラーの伝統的な仕事だったんじゃないかなと思うんですよね。これは、日本に限らず、西洋でもそうだと思います。西洋も、やっぱり癒しの女神みたいな伝統がずっとあって、ヒーラーは女性が中心になってやってきた時代が長かったんですけど、近代科学が生まれ理論化するときに、理論化が好きな男性がそれを担って西洋医学を構築していった。

だから、今までずっと癒しにたずさわってきた人たちは魔女として、宗教的にも弾圧されるようになってきて、とても悲惨な目に遭ったという歴史がある。

人間には、常に科学的知識と魔術的知識と、この両方が絶対に必要だと思います。

科学的知識だけでも、魔術的知識だけでも足りない。それを補っていくのは、脳における大脳皮質の作用かどうか知りませんけれど。

われわれのような世界にいる人間は、とくにそれは意識して、科学的知識と魔術的知識を自分の中で使い分けることが必要です。つまりバイリンガル。根本的なシステムが違うから、なかなかそれは融合できるものではないと思うんです。だけど、融合できなくても、バイリンガルで瞬時に両方の仕組みを使い分けるってことはできるんですよね。これからの人は、そういうふうに成長していくのが望ましいという感じがします。

――セラピーにたずさわる人は、歴史的に女性が圧倒的に多いですよね。

上野……今でもそうですよ。世界中どこに行っても。西洋医学のドクターは、日本も含めてまだ男性優位だと思うけど、それ以外の代替療法の世界では、圧倒的に女性が多いですよね。やはり伝統を受け継いでいるんじゃないかと思いますね。だって、母性というか、産んで育てる本能というか、そういうものを与えられた女性たちっていうのは、やっぱり、男よりもはるかに命というものに対して生々しく接している。男よりも命に非常に近い現場にいるから、命を傷つけられた人たちに対する共感もすごく強い人が多い。何となくヒーラーになってしまう人が多いんじゃないですか。そんな気がしますね。欧米の代替療法とか魔術的医学の集まりに行くと、3分の2ぐらいは女性ですよね。

●バイリンガルの医学

おのころ……帯津良一先生が、「現代医学は男性向きだ」とおっしゃっていましたね。「なぜなら、野戦病院からはじまっているから」って言うんですよ。

上野……そのとおりです。

おのころ……戦争で、傷ついた兵士たちを殺菌したり、手術したり、治したりというところからはじまっているから、手術は得意だし、感染症も得意。「では女性はどうしたらいいんですか」って聞かれた帯津先生は、「だからこそ、女性はセルフケア、代替療法をちゃんと勉強して、自分のケアが必要なんだ」とおっしゃっている。

上野……日本政府が西洋医学をこの国の医学と定めたのは、明治7年（1874年）です。明治7年の医制発布というのは、明らかに、そのモチベーションは軍事医学の導入ですよね。日本もそれまで刀を使った戦をしていたわけだけれど、やっぱり、消毒とか、包帯とか、手術とか、そういうものが欠けていたわけですよね。西洋医学が入ってきたら、これはもう欧米と戦争ができるんだとなった。その結果、日清・日露戦争につながっていく。

明らかに、今、心平さんが言ったように、男性性と西洋医学は相性がいい。だから、その西洋医学に入ってきた女性は女傑みたいな人たちで、みんな頭もいいし体も元気だし、ファイティングスピリットもあって、男性的でマニッシュな人たちが当然多かったと思うんですね。男より男っぽいとか。そうでなければ、やってこられなかった。

山本……アリゾナのプログラム（米国アリゾナ大学統合医学プログラム）の参加者って、女性が多いんですよね。

上野……ですよね。ワイルは最初からそう望んでいたけど、別に「女性大歓迎」なんて一言も言っていませんからね。結果的に集まってきた。彼が唱える統合医療のスピリットやビジョンには、本質的に、女性に共感をもたらすものが多く含まれていますよね。コミュニケーションとか、人間関係とか、霊性とか、これまでの医学で言わなかったことを重要視している。

おのころ……さっきのお話で、バイリンガルがすごく重要だということでしたが、本当にその通りだと思います。この二つはわざわざ統合する必要もないのかもしれませんね。

上野……統合できないですよ。ほんとうの意味で、統合というか、融合はできないと思う。

おのころ……じゃあ、使い分ける？

上野……そう。

おのころ……求められるのは、どっちも持っていて、上手に、それこそ間合いを読んで必要なものを使い分けるって能力ですね。

上野……その通りですね。

おのころ……統合医学じゃなくて、バイリンガル医学っていう感じですね。

上野……昔、鍼灸学校に行っていた頃に、いちばん年を取った、老練な医学史の先生の授業があって、入学して最初にその先生がしゃべったことをいまだに覚えているんです。

要するに、「東洋医学と西洋医学は一つにできるものではない。君たちはこれからその両方を学んでいくのだけれど、人には大脳皮質が二つあって、それぞれの働きが違う。両方を学んで、両方のいいところを自分の中でうまく使いこなしていくことを考えるのが、君たちの仕事だ」ということをおっしゃったんですよ。

その先生は、僕がその学校で唯一尊敬する先生だったんです。あとの先生は、現実主義っていうか、技術を教える人ばっかりだった。銀座で鍼灸のクリニックを開いていた先生なんかは、「君たちは『気』のことで悩む必要はないんだ。『気』は酸素だと思えばいい」と言っていた。「気」というのを習っても、「何のことだ、気というのは」ってみんな悩むわけですよ。だけど、酸素と言われたら、簡単に解決しちゃいます。酸素も気の一つかもしれないけど、その教え方はいかがなものかと思う。その中で、医学史の先生の教えは、いまだに僕の中に生きている。

●なぜ患者学なのか

――おのころさんは「患者学」というものを提唱しています。言ってみれば、われわれは誰もが全員患者ですから、それは必須の学問と言っていいのだと思うのですが、おのころさんが考える患者学について、少しお話しいただけませんか。

おのころ……今、医療改革で医療をもっと良くしようといいますが、国から医療費の分配の仕組みが変わることはあっても、医療現場が変わることはないし、また大学や医師会からも変わらないなというのが実感なんです。もうこの問題は医療の側に任せるんじゃなくて、患者側が自分たちの問題として変えていくしかない。

そう思ったときに、はたと、依存的な患者の姿勢が、今の医療の在り方を促進しちゃっているんじゃないかと考えたんです。自分で考えずに、従順すぎるか、あるいは逆にキレてモンスターペイシェントになるか。医療の現場から、賢さがなくなっている。だから、やっぱり、まずは患者が賢さでお医者さんをその気にさせるというか、お医者さんに「この患者はやる気だな」と思わせる何かを持ちたい。勢いで医者を圧倒する患者学というのは可能だと思っています。僕は〝医者をその気にさせる患者学〟というテーマで本を書いたんですけど、タイトルを別のものに変えられちゃって全然売れなかった。

お医者さんって、まず診療拒否ができない。患者が来たら絶対に受けなきゃいけない。山本さんも大学病院に居たときには16時間ぐらい働いていましたよね。

山本……そうですね。

おのころ……外来だったら1日100人以上を診なきゃいけない。計算すると、やっぱりだいたい一人3分間ぐらいなんですよ。心を込める余裕なんてない。でも医療経営という観点で見ると、しょうがないことだと思うんです。そこを批判してもしょうがない。お医者さんは、そういう制限の中で最大限やっていらっしゃいます。そのときに、やっぱり、患者側から治ろうとする意思ってすごく大事だと思うんです。医療全体に文句を言っているエネルギーを、患者学として現実的態度に変えていくべきなんじゃないかと。

でも、これは病気になってからじゃ遅いんです。だから、病気になる前に、患者学として、自分が病気になったらこんなプランで、こんな方法でいこうと計画しておくことが大切。僕は、今がんを宣告されても、「プランA」「プランB」「プランC」まで持っています。それを発動させればいいだけなので、あんまり怖くないです。

そういうプランがあると、病気になったとき、こういうお医者さんにはこんな発言をしようとか、診断結果を受けたときに、「プランA」の場合は劇的に涙を誘う感じでいこうとか。それがないと衝撃を受けてしどろもどろになっちゃって、「もうどうにかしてください」と投げ出して、医者が神様に見えちゃう。

そうじゃなくて、「プランA」「プランB」「プランC」で、この医者がこういう診断を下したら、「いや、ほかも聞いたほうがいいな」と思ってすぐ次に行くことができる。ちゃんとプランニングができるんです。

僕のプランは最小限で、できるだけお金もかからず、また非侵襲性（皮膚内、または体の開口部への器具の挿入を必要としない治療）も保っているのでそんなに怖くないです。自分の体はよくわかるから、プランが立てられる。本来はみんながこれを持つべきだと、僕は思っているんですよ。これが患者学なんです。

これから医療のバリエーションがほんとうに増えます。その人のオーダーメードの分子標的薬がつくられる時代になってくる。そのときには、医療の選択肢が今の100倍ぐらいになりますよ。

――すると情報弱者はあまりプランを持てないことにはなりませんか？

おのころ……だから、コーディネーターが必要だと思うんです。今後のAI時代にはお医者さんこそがそういう役割になるんじゃないかと。専門知識を持ったお医者さんがリスクもちゃんと説明してプランニングする。治すというよりも、一緒に治すプランを立てる人。プランニング専門のドクターと、治療専門のドクターと両方いていい。両者がいればすごくベストだなと思うんです。

――なるほど。

おのころ……お医者さんだって、どうしても知識が偏るんですよ。それはそれでいいんですが、そのかわりコーディネートできるドクターもいて欲しい。いわゆる家庭医みたいなかたちで、プランニングがすごく得意なドクターがいてくれると、患者としては安心だと思う。

山本……医療って、ユーザーが患者になるんですけど、たとえば観光業で考えれば、それは旅行者になるわけですよね。ただそれだけだと思うんです。旅行会社に行って、「どこに行きたいんですか」って言われたときに、「お任せします」なんて言う人はいないわけです。「私はここに行って、これをやりたくて、何泊何日で、この時期がいい」って言うわけです。

でも、病院だと「ぜんぶ先生にお任せします」となる。「今までどんなお薬を飲んでいたんですか」と聞かれたときに「ちょっとわかりません」と言う人が多いんですけど、旅行で「これまでどこを旅したんですか」と聞かれたらみんな答えられるじゃないですか。どうして旅行だとできるのに、医療の場合は違ってきちゃうのかなって思うんです。医療にはやっぱり変な先入観とか、威圧感とか、いろんなことがある。

統合医療と消費者運動

上野……アメリカみたいに、「患者」ではなく「医療消費者」という言い方をもっと使っていいいんじゃないかと僕は思うんですね。ワイルが以前東京大学の統合医療学会に招かれて、スピーチで最初にしゃべりだした言葉が印象的でした。渥美先生がオープニングの挨拶で、「統合医療は生まれたばかりの新しい医学で、日本ではこれからです」といった話をして、その次にワイルが出てきて、「統合医療には40年の消費者運動の歴史があります」と、そこからはじめたんです。僕は、「ああ、なるほど」と思った。渥美先生の認識の狭さを補ってくれたなと思いました。

そのあと、ワイルのスピーチが終わって、「会場から質問はないですか」と聞いたとき、僕は当然、「消費者運動って何ですか」とたずねる医者が出てくると期待したんですよ。ところが、何のことか、たぶんわかってなかったと思う。みんな、しらーっとしていて。そういう質問が出なくて、医療的な話しか出なかった。それで僕は、かなりがっかりしたんです。ワイルも失望していました。

要するに40年前、1970年代にはじまった消費者運動以前は、日本もそうでしたけど、アメリカはどこに行っても無農薬野菜とか、そういうものは売ってない時代だったんですよ。店頭に置いてあるものしかない。選択肢がない時代だったわけです。それに対して疑問もなく「安くていいわ」みたいな、そういう時代だった。

けれど、60年代の初期に、**レイチェル・カーソン**[24]が『沈黙の春』という本を書いて、農薬の恐ろしさを世界ではじめて告発したわけです。「そんなことがあるんだ。農薬で環境や人体が汚染されるんだ」という情報がはじめて入ってきて、そういう知識を持った若い人たちが、「何とかして昔のように無農薬、有機農法、自然農法の野菜をつくってくれ」と農家に頼み込んだ。

それで、心ある農家が、リスクを負いながら、「じゃあ、また、じいさんたちが

24 **レイチェル・カーソン**
1907年〜1964年。米国の海洋生物学者、作家。『沈黙の春』で化学物質による環境破壊を警告。世界的ベストセラーとなった。

やっていた方法に戻すか」といってやりはじめた。それを、ちょっと値段は高いけど、子どものために買おうと決意した賢い主婦たちがいた。そういうようなところから消費者運動は起こったわけです。消費者運動は、ありとあらゆるマーケットにおいて、持続可能な社会を意識しはじめた賢い市民たちがはじめた運動なんですよ。

医療もまた同じだということです。医療サービスという商品を買う。西洋医学であれ代替医療であれ、専門家の知識と技術に対して対価を払うという意味では、さっき、竜隆さんが言った旅行業者と変わらない側面があるわけです。

だとすれば、医療消費者は、旅行するときのように、もっと賢くなって、自分の既往歴とか、ライフスタイルに対する見解とか、そういうものを持って、何か問題があったときにドクターのところに相談に行って、旅行社に頼むように、明確に自分の希望を述べたり、相談ができる消費者に成長していかなければいけないだろうと思うんですね。消費者意識というのは、患者学の大事なポイントだと思います。

おのころ……そうなんです。自分の体のことなのに、「難しいことはわからないから」で遠慮してしまう。

上野……そういうふうな空気を変えなきゃいけない。

おのころ……アジア旅行に行きたいのに、ヨーロッパ旅行の専門家に行ってもしょうがないわけだし、そういう方向性ははっきりして行ったほうがいい。

山本……医師の立場からしても、やっぱり、目標がある患者のほうが確実によくなると思います。漠然と「治りたい」じゃなく、「治って何をしたいのか」ということです。健康は、それ自体が目標じゃなくて、何かのための状況ですから。一人ひとり目標について お話しするなかで、「それでやってみましょうか」となる。すると同じ治療をしていても、結果が変わってくることがありますね。

おのころ……ドクターは、ほんとうに優秀な方が多いし、全幅の信頼を置きたくなるんです。でも、確かに昔は、医者は哲学や思想も深めて、尊敬に値する方が生まれやすかったと思うんですが、今のように情報が大量でしかも専門化されていると、ドクターに全てを一方的に求めても難しいと思うんです。

専門の職人として、その仕事ぶりに敬意を払うべきだし、尊敬すべきなんですが、人生そのものを任せるということはもうできない時代になっていると思います。だから、患者はより専門的な知識を持っているプロフェッショナルに相談しながら自分で決めていくという、そういう関係性をつくりながら賢くやっていくことが大事ですし、その意味においては、まずは自分の体のことを知ることがすごく大切だと思う。僕のところに来る人は、左の腹部を押さえながら「盲腸（虫垂炎）に違いないんですよ」というんですけど、そこは盲腸の場所ではない。自分の体の内臓の位置ぐらいは知っておいたほうがいいですよね、やっぱり。これは学校教育でも、保健体育をもう少し充実させてほしいと思います。

●がん患者学

上野……「患者学」という言葉を最初に大きく打ち出したのは、恐らく、ジャーナリストの**柳原和子**[25]さんですよね。

25 **柳原和子** 1950年～2008年。ノンフィクション作家。97年にがんを発病。闘病中に長期生存患者を取材し、『がん患者学』（晶文社）を上梓する。

おのころ……はい、「がん患者学」ですね。

上野……ええ。『がん患者学』（晶文社）というすごく立派な分厚い本を出されました。これは、われわれにとっては必読の本ですね。僕もときどき読み返すことがあります。彼女自身が、婦人科系のがんになってからの記録です。

思いがけずそういうことになって、ジャーナリストだから情報収集は得意で、かなり苦労しながらあちこち、その当時の日本で最良のドクター、最良の代替療法家を訪ね歩いた。そして、だんだんやっていくうちに、自分のライフスタイルが、がらっと変わっていくんです。

今までの自分のライフスタイルの中からがんが生まれてきたんだから、ライフスタイルを１８０度転換することによって、がんに出て行ってもらおうという、そういう可能性にかけた。住む所も変えて、食べるものから、付き合う人から全部変えてみたいなことをやって、そして、かなり回復されたんですね。すごく元気になって、仕事にも復帰された。最終的には亡くなられたんですけど。

その記録をかなりクールにつづった本で、患者側からあれだけのまとまった思想を書いた本ってないですね。いわゆる闘病記はいくらでもあるんですけど、そういうも

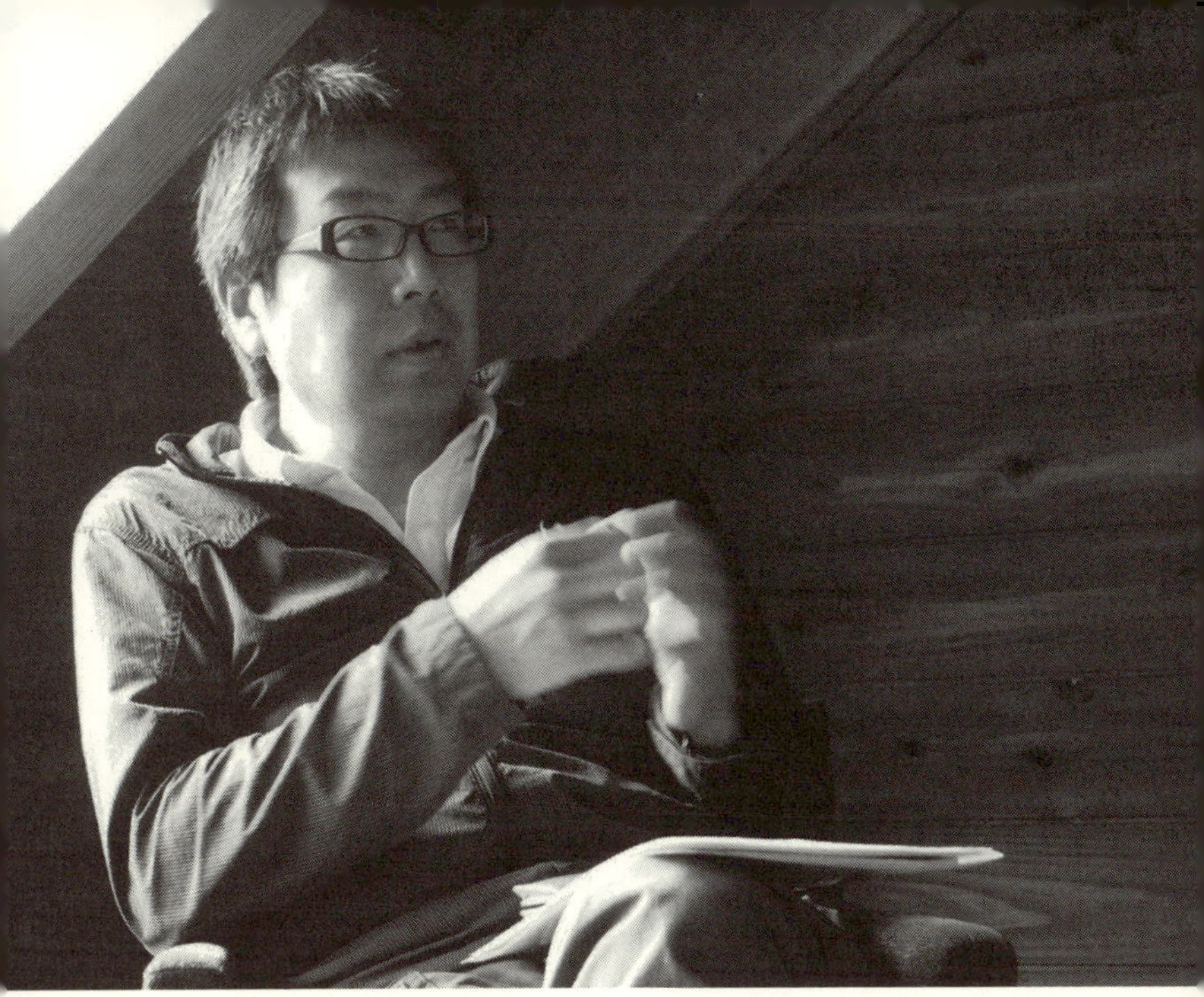

のとは全くレベルの違う思考の産物で、ぜひおすすめしたいですね。
　この本を読んで、やっぱり最後は死んじゃったじゃないかという、そういう見方をするべきじゃないと思うんです。誰でも最後は死ぬんですから。そうじゃなくて、いかにそれまで生きたかというところがとっても大事なわけで、それがリアルに書かれている本ですよね。

山本……患者学と、その前に出てきたストーリーの話はすごく関係がありますね。自分の今ある状況を知るために、いろんなストーリーがある。生まれてからのストーリーもあれば、治療のストーリーもあるし、環境のストーリーもある。その中心に自分があって、だからこれからどうするのかとなるわけです。その先のストーリーをどうするかは、患者学と深くリンクしている。

おのころ……そうですね。

山本……たとえば、食に関しては今いろんな考え方があって、混在しているじゃないですか。「玄米菜食がいい」という人もいれば、「現代栄養学をベースにしたほうがいい」という意見もある。

じゃあ、自分はどうなのかと考えたときに、人間は1万年ぐらい前から農耕生活をはじめましたが、それ以前の100万年間は狩猟採集生活だったわけですよね。自分はそのどちらの遺伝的なベースを持っているかでも違うと思うんです。ある人は、玄米菜食ですごく調子がいいけれど、ある人は肉を取ったほうが調子がいいこともある。

それは、一般論ではなくて、自分で食べながら、自分の体と会話しながら見つけていく。そもそも人間の歯は、犬歯もあって、大臼歯もあって、前歯もあって、雑食なわけです。その中で自分のタイプを日々の生活の中で感じ取るものだと思うんです。「僕は、20パーセント農耕系で、80パーセントは狩猟系っぽいな」とか。そういう感

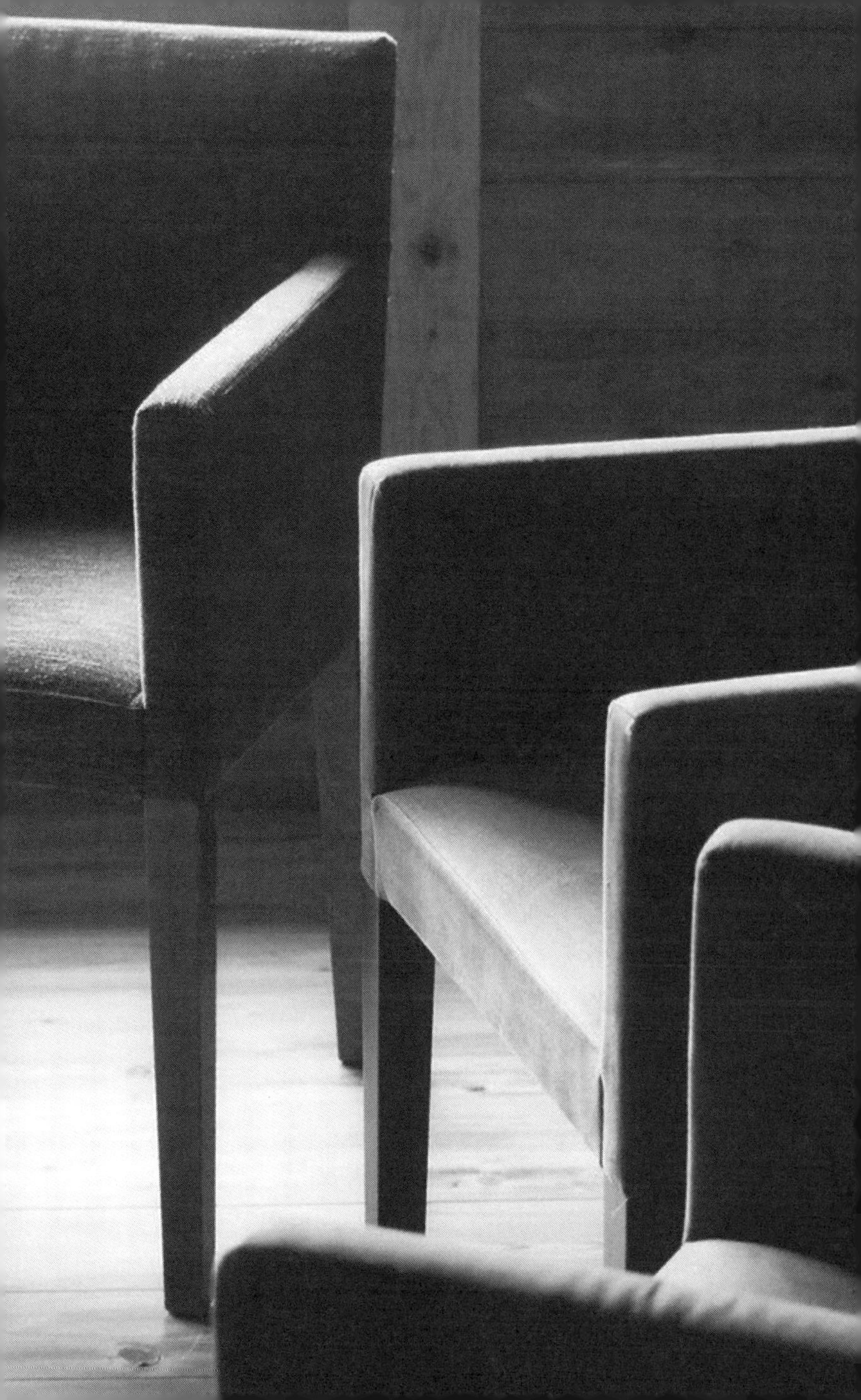

覚って、自分が一番わかるはずなんです。

おのころ……こういう場所に集まって、日常生活から離れてワークショップをやるのも、一つの方法だと思います。自分を日常からちょっと切り離さないと、客観的に自分を見ることができない。そういう意味からも、この富士山靜養園のような非日常の空間は可能性に満ちていると思います。

食べ物や食べ方から日常の自分の生活を見つめ直して、一人ひとりが賢い患者になる。これからの時代、ますますそれが必要になってくるし、われわれも訴え続けていくべきだと思います。

アフタートーク

1　セラピストの連帯

――お互いに切磋琢磨をする、情報交換をするといった以外にこの場所にいるようなセラピストたちがつながることで、どういったムーブメントが生まれると思われますか。

上野……いろいろ思い浮かぶんですけど、一つは昔からあった治療家集団みたいなもの。鍼灸なら鍼灸師の集団が、あちこち旅をしながら治療して歩いて、その治療費でまた旅を続ける。それを毎年、村の人たちが待っている。言ってみたら、旅芸人みたいなもんですね。そういう治療家集団の歴史が日本や中国にあります。その中で、いろんな新しい技法や考え方とかが生まれて、鍼灸なら鍼灸の歴史が成長してきたという側面がある。

日本ではまだセラピーというのは、そんなに根付いているとは思わないし、一部の人は熱心にやってるけど、大半の人は素通りしている状態だと思うんですね。そういう意味でも一種のプロモーションというか、セラピストが緩いつながりを持って、年に何回か集まって、にぎやかな行事をやるという方法もあるだろうと思うんですね。

おのころ……僕自身はまだ行ったことはありませんが、カリフォルニアの**エサレン研究所**[26]。あそこはいろんなワークショップがあって、それらを統合してエサレンマッサージ&ボディーワーク協会をつくり上げていますよね。セラピストの聖地として、人材が入れ代わりながら常にセラピーを成長させている。

エコビレッジなんかもそうなんですが、やっぱり人的な交流がないと、腐敗とは言わないけど、人間関係がよどんじゃうんです。だから、そこはルールをちゃんと守りながら、あらゆる人があらゆる情報提供をし合って、スパイラルに成長していく環境ができたら、すごいなぁと思います。この場所、富士山静養園は、その可能性に満ちています。

上野……もちろん、そうですよ。70年代に最初にエサレンに行ったときは、すごい活気があった

26 **エサレン研究所**
1962年設立。米国カリフォルニア州ビッグサーの滞在施設。ヨガ、心理学、瞑想などさまざまなワークショップが開かれている。

んですけど、90年代ぐらいに行ったときは、もうかなり寂れていましたね。ああいうものは寿命があるんです。初期はものすごいエネルギーで素晴らしい人たちが集まっていたけど、だんだん役目を終えてくる。そもそもそうしたカルチャーがないところに無理やりそうした施設を造っても意味がないですから。この場所はエサレンに比べたら比較にならないほどすごいし、自然環境もいい。今後の可能性は大いにあると思いますね。

2　医療と哲学

——日本の教育では医学を学ぶ中で、哲学が抜けてしまうというお話がありました。哲学の重要性についてもう少し詳しく聞かせてください。

山本……僕は、どの学問をやるにも一度哲学を学んだほうがいいと思っています。医学部も、薬学部も、理工学部も、法学部も、哲学をまず踏まえる。日本の医学部は知識と技術だけ勉強させて世の中に出して、科学者ぶっているけれど、科学者なんかほとんどいなくて技術者ばかり。「木を見て森を見ず」で、全体の森を見るのが哲学で、そのうえで一本の木を分析するのが科学なんです。

言い方が悪いのですが、バカの一つ覚えみたいにすぐ「エビデンス」と言いますけど、「木の成分は詳しい。でも、この木はどういうところに生えているんですか」「そんなの知りません」じゃ困るわけですよね。

上野……同感ですね。先の熊本大地震のときも、原子力規制委員会は、「川内原発に害を及ぼす科学的根拠はないから原発は止めない」と偉そうに言っていましたけど、科学的根拠というのは、彼らにとってものすごいお墨付きなんですよね。誰もほんとうは信じてないけど、そう言われてしまうと、国民も黙ってしまう。DNAという科学的根拠を出して「こいつが犯人だ」と言われれば、誰もが黙ってしまうという、そういう社会に慣れきってしまっている。

科学的根拠ももちろん大事なんですけど、やっぱり、竜隆さんがおっしゃるように、その前に人間として持つべき哲学を、ほんとうは子どもの頃から教えていかなきゃいけないし、ましてや人の命に関わる医者だったら、なおさら。

それは日本でもなかったことではなくて、京都大学医学部は、澤瀉久敬先生という方が昔いて、哲学的なものを実際に教えている時期もあったんです。その伝統は、大阪大学の丸山博先生、中川米造先生などに引き継がれて、関西では比較的そういう傾向があると思うんですけど、それ以外は、ほとんどなくなって、理科系一本やりで、それに疑問を感じないことがすごく問題だと思うんですよね。

山本……ノーベル賞を取るなど優秀な先生が出てくるけれども、深みがあったり包容力があったり、そういう医者って最近少ない。それはほんとに悲しいし、それが人の命を診る者なのかと思うとぞっとする。どうしてこうなっちゃたんですかね。

上野……別に哲学なんか要らないと、科学信仰の人々が増えて、そういう人が教育の権力を持ちはじめたからじゃないですか。

山本……僕は、さっき言ったように、従順な消費者をつくるのに哲学は邪魔だと考えたと思うんですね。

おのころ……そもそも科学はなぜ生まれたかというと、もともとは宗教への反発というか、教会支配の裏返し。ちゃんと再現性があって、証拠を集めれば、教会に物が言える社会をつくれると主張して科学者たちが立ち上がった。それはとても尊いことでしたけれど、今はそれが逆転しちゃって、科学的じゃないと物が言えない社会になってしまいましたね。科学至上主義。

山本……そして科学もフェアじゃないんです。アメリカの有名な論文で、ある薬が高血圧に効くかを調べたら、製薬会社から研究費をもらっている医者のグループは「すごく効く」という結果が出て、その会社の株を持つグループは「多少効く」、全く関係ないグループは「全然効きません」となった。

そんなふうにスポンサーが付いたほうがいい結果が出ることはよくあって、科学って本来のフェアな状況からものすごく偏ってきてしまっている現状があると思う。

それと、アリゾナ大学のプログラムで、肝臓組織の切片を染色したプレパラートの写真を見せて、「この写真に写っているのは何ですか?」という質問があったんです。みんな解剖学や組織学を勉強しているから、「肝臓細胞じゃないですか」と答えるんですが、ワイル先生は「これが肝臓の細胞ですか?」というわけです。ほんとうに生きた肝臓の細胞と全然違うわけでしょう。「切片を取り出して、アルコールに漬けて、ましてや染色して色も違う。この切片を見て、あなた、肝臓の細胞と言えるんですか」と。

たとえば生のミカンがあって、それが加工されてキャンディになっている。それをミカンと言っているのとおなじことなんです。そのぐらい違うものなんですよね。そんなふうに科学というものは、ある条件でわかりやすくするために加工したり単純化している。そこも理解しないと。

おのころ……なるほど。科学信仰の裏にある真実を見抜く目も必要ですね。だから今こそ自分で考えて選択するという消費者の働きが必要なんですよね。

現状は何か買うにも自分で考える傾向がなくなって、誰かに基準を委ねてしまっている。自分で考えるクセがあれば、自然と勉強をするし、勉強すれば疑問はたくさん増えるけど、そのとき同じことを考えていた哲学者がいたことに気づく。哲学って、そうやって自分の考えに引用したり、自分の考えが深まったことを確認するためにあると思います。

3　健康とは何か

——治るとは何かを考えると、どうしても健康とは何かを考えることになると思います。今、社会全体の健康志向がとても強いですが、そもそも健康とは何か、どういう状態を指すとお考えですか。

山本……先ほどもお話に出たんですけど、健康というのはやっぱりそれ自体が目的ではなくて、何かをするための手段。そう考えると、それぞれの程度があっていいと思うんですね。「自分のやりたいこと」を無難にこなせる程度であればそれを健康としてとらえていいのかなと思っています。

おのころ……なるほど。そのためでもあるんですが、僕は〝回復力〟と言いたいですね。要は、病気になっても元気になれること。絶対に病気になっちゃいけないという緊張感があって大変です。健康でいなきゃいけないというプレッシャーや呪縛って、それも大きなストレスだと思っています。

ある治療家の先生に「風邪は3時間で治せ」と言われたんです。「どうやってですか？」と聞いたら初期症状を抑えろと。人間はどうしたって風邪をひく。でも、対処が早いと回復も早い。自分の体を知って、崩れても回復をちゃんとプランニングできることが大事なんです。

僕は代表作で『病気は才能』（かんき出版）と言っているぐらいだから、病気をしたら負けなんて思わない。それでめげて、人生終わりと思わなくてもいい。でも、そこで投げ出さないことが、健康な状態なんじゃないかって思います。それが健康だなと。そういう意味で言えば、「人生と向き合う力」、それが健康の定義なのかもしれないと思います。

上野……日々実感するということですよね。僕なんかは、この年になると、こうやって息ができるということがありがたいですね。ましてや歩いたり、走ったり、しゃべれたり、聞いたり、味わえたりできたら「ありがとうございます」としか言えませんから。

そういう意識が持てれば、もうそれで健康なんだと思います。死と健康は別に対立概念じゃなくて「不健康な死」と「健康な死」があるだけ。できれば、「健康な死」に向かって道を歩いていければいいなと思います。

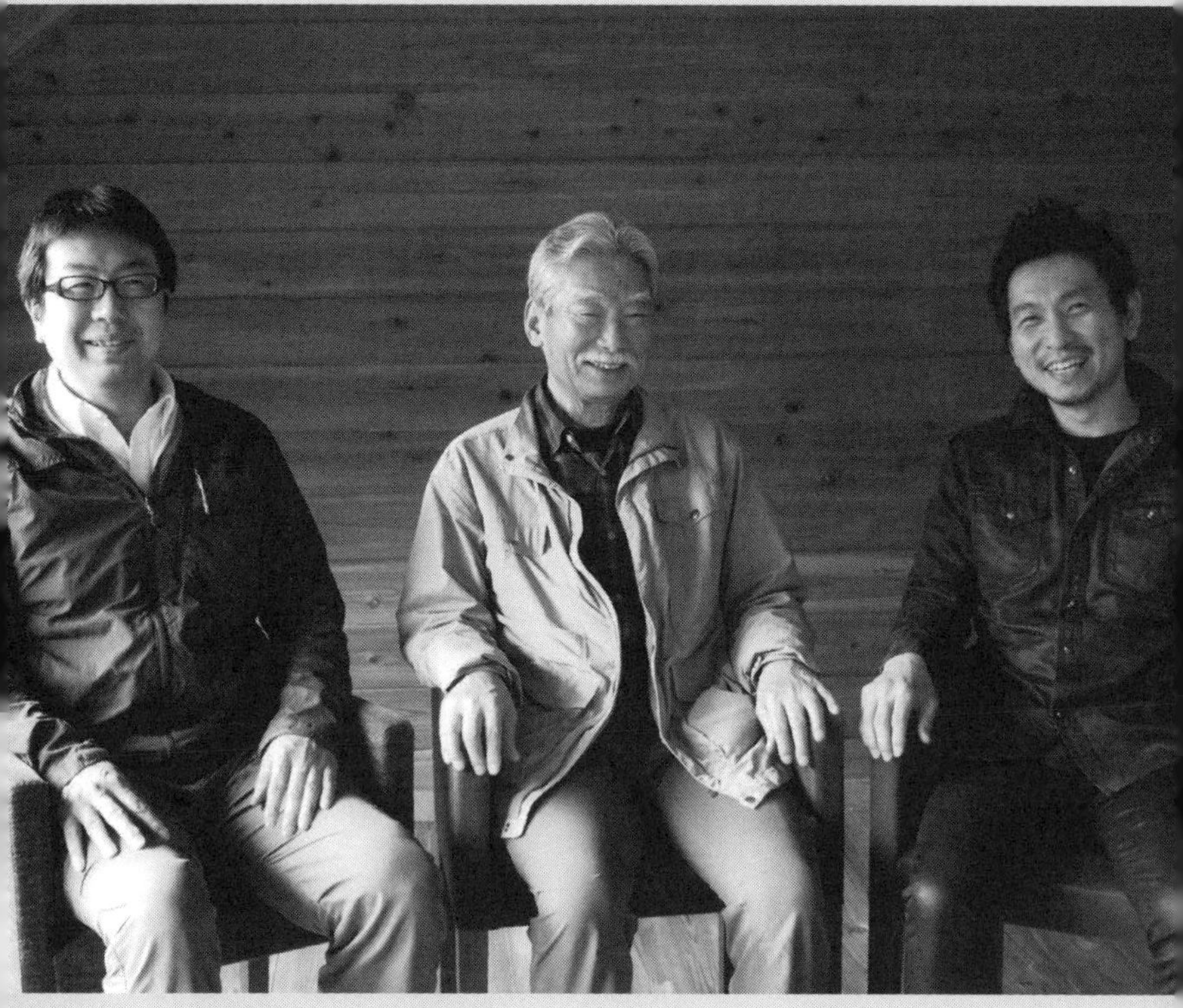

あとがき

「癒し」について、日々考えているあなたに、そっと寄り添うような本になりました。あなたがもし、治療やセラピーにかかわるお仕事をされているなら、本書を何度も繰り返し読んでいただいて、ここに出てくるキーワードや文章を自分なりに噛み砕きながら、「癒し考察の根本」をつくっていただけたならとてもうれしいです。私にとっても、この本はそういう何度も立ち返りたい「癒しの原点」となりました。

私が本書の中からピックアップした「癒しの心得10カ条」をご紹介しましょう。

［癒しの心得10カ条］

一、われわれは、修理工ではなくガーデナー（庭師）になろう
一、人間には自然良能という力がある
一、ひとつの軸だけじゃなく、幾つもの軸の中で存在意義や個性を見つけていく
一、ひとりですべての専門家にはなれないからどのようにチームをつくるのか
一、要は、その人のマインドセットの問題
一、あらゆる治療法は、アクティブプラシーボ
一、人間には、常に科学的知識と魔術的知識の両方が必要
一、東洋医学と西洋医学は一つにできるものはではない。だから受ける側で切り替えるバイリンガル医療が重要
一、健康というのはそれ自体が目的ではなくて、何かをするための手段である
一、死の、最期の瞬間に、自分の生きた価値がわかる

あなたの心に響いた10カ条は、どんなふうになるでしょう。

長年、健康カウンセリングに携わってきた私が感じてきたことは、日本では、海外からの多くのセラピーやマッサージなどが紹介されているものの、技法（スキル）やメソッドにとどまっていることが多く、癒しについての「一般教養」が乏しいという実情です。

「癒しの技」の前に、その土台となる「癒しの哲学」を、広く、多くの人と共有していきたい――。そんな想いで本書に取り組みました。あなたがたとえどんな代替療法、民間療法、セラピー、ヒーリングに携わっていたり、活用されていたとしても、私たちは、同じ土台でつながることができると思っています。

この本は、上野圭一先生の呼びかけからはじまりました。日本のホリスティック医療の理論的な支柱、世界の代替補完医療を文化的な流れの中で解説してくださる日本で数少ない生き字引のような先生から、医師として山本竜隆先生、民間代表として私にお声がかかりました。

振り返れば、20代で駆け出しのカウンセラーだった頃の私は、当時、上野先生が編集執筆をされていたC+Fコミュニケーションズの『パラダイム・ブック』(日本実業出版社)などを興奮しながらむさぼり読みましたし、上野先生自身の単著『ナチュラル・ハイ』(海竜社)『ヒーリング・ボディ』(サンマーク出版)は、私にとって思考の設計図を与えてくれた本です。そんな先生からの依頼ですから、もう返事は、「Yes」か「はい」しかありません。

そして、3人での鼎談の場所は、竜隆先生が運営・主宰する富士山静養園。私はやがて、この静養園を核に、上野先生、竜隆先生のご協力のもとで、日本における「セラピスト聖地」を実現できたらと思っています。定期的にジャンルを超えたセラピストのトップのメンバーが集まり、自然の中で、五感を浄化し、その知見、経験、考察・洞察を共有し合い、お互いを評価し、刺激し合う場が持てたら、セラピストの地位向上はもちろん、技や心とともに自分を磨いていく大きなモチベーションとなります。

日本全国のセラピストが、一度は訪れたい場所、セラピスト聖地。
それが日本一の富士山の麓にあるなんて、想像するだけで、夢が膨らんでいきます。

最後となりましたが、こんな夢膨らむきっかけを本書に編集してくださった旬報社の熊谷満さん、本書のライブ感をその写真で素敵に演出してくださったニシカワヒサコさんに深く御礼を申し上げます。

そして、読者であるあなたといつかお目にかかることを楽しみにしています。

おのころ心平

上野圭一

1941年生まれ。翻訳家・鍼灸師。早稲田大学卒。東京医療専門学校卒。日本ホリスティック医学協会名誉顧問。癒しと憩いのライブラリー館長。統合医療の第一人者であるアンドルー・ワイル博士の世界的ベストセラー『癒す心、治る力』（角川書店）をはじめ、数多くの関連著作を翻訳して日本に紹介。心身の関連性や治癒とは何かについて考察し、日本における統合医療の理論的支柱を築いてきた。著書に『ナチュラル・ハイ』（海竜社）他。

山本竜隆

1966年生まれ。医師・医学博士。聖マリアンナ医科大学卒。昭和大学医学部大学院卒。アリゾナ大学医学部統合医療プログラムアソシエイトフェローを日本人医師として初めて修了。都内での病院勤務などを経て、現在は富士山麓で朝霧高原診療所、富士山静養園、日月倶楽部を運営し、地域創生型の統合医療に取り組んでいる。著書に『統合医療のすすめ』（東京堂出版）『自然欠乏症候群』（ワニブックス）他。

おのころ心平

1971年生まれ。カウンセラー。一般社団法人自然治癒力学校理事長。滋賀大学経済学部ファイナンス学科卒。国際金融論専攻。大学卒業後、治療家の道へ。病気の奥に潜む心理を読み解き、自然治癒力を引き出すカウンセリングで数多くの実績を上げ、高い評価を得る。医療者と患者の良好な関係づくりを促進する「患者学」を提唱。パーソナル医療コーディネーターとして医療選択のサポートもおこなう。著書に『病気は才能』（かんき出版）など多数。

癒しの心得

2018年10月17日　初版第1刷発行

著者……………………上野圭一×山本竜隆×おのころ心平
発行者…………………木内洋育
ブックデザイン………宮脇宗平
写真……………………ニシカワヒサコ
編集協力………………梅村隆之（オフィス・ユービレッジ）
編集担当………………熊谷 満
発行所…………………株式会社旬報社
〒162-0041
東京都新宿区早稲田鶴巻町544　中川ビル4F
TEL：03-5579-8973
FAX：03-5579-8975
HP：http://www.junposha.com/
印刷・製本……………中央精版印刷株式会社

ISBN978-4-8451-1559-4